VAINCRE L'INSOMNIE

TROUVEZ RAPIDEMENT UN SOMMEIL REPOSANT

ERIC TAIRIN

Ce livre ne peut être dupliqué, redistribué, ou vendu sans la permission écrite de l'auteur.

L'auteur et l'éditeur ont utilisé leurs meilleurs efforts dans la préparation de ce rapport. L'auteur et l'éditeur ne font aucune garantie (expresse ou implicite) quant à l'exactitude, l'applicabilité, l'aptitude ou l'exhaustivité du contenu de ce rapport. Les informations contenues dans ce rapport sont strictement à des fins éducatives. Par conséquent, si vous souhaitez appliquer les idées contenues dans ce rapport, vous prenez l'entière responsabilité de vos actes.

Bien que tous les efforts aient été faits pour présenter ce produit et son potentiel, il n'existe aucune garantie que vous vous améliorerez d'une façon ou d'une autre en utilisant les techniques et idées décrites dans ce livre. Les exemples de ce livre ne doivent pas être interprétés comme garantie ou promesse de quoi que ce soit. L'aide et l'amélioration personnelle dépendent entièrement de la personne qui emploie ce produit, ces idées et techniques. Votre niveau d'amélioration pour atteindre les résultats que vous désirez dépend du temps que vous consacrez aux idées, aux techniques, aux connaissances et compétences diverses ici mentionnées. Puisque différents facteurs varient selon les individus, nous ne pouvons pas garantir votre niveau de succès ou d'amélioration. Ni ne sommes responsable d'aucune de vos actions. Beaucoup de facteurs seront importants pour déterminer vos résultats réels.

L'auteur et l'éditeur ne peuvent en aucun cas être tenus pour responsables de tout dommage direct, indirect, punitif, spécial, accessoire ou autres dommages indirects résultant directement ou indirectement de l'utilisation de ce livre, qui est fourni "tel quel", et sans garantie.

DU MEME AUTEUR

- Troubles Bipolaires : Mieux les connaître pour mieux se débarrasser de ces souffrances, 2014.

- Côlon Irritable : Découvrez dès maintenant comment mieux profiter de la vie, 2014.

- Relations Incomprises : Découvrez l'âme des autres et exprimez votre charisme avec la gestuelle, 2014.

- Syndrome de Fatigue Chronique : Faire face et guérir au plus tôt, 2014.

Tous ces livres sont disponibles en version imprimée et électronique.

D'AUTEUR ASSOCIE

Livres de l'auteur associé Philippe Brioud :

- Guide pratique comment maigrir sans régime et sans sport, perdre du poids rapidement et durablement. Méthode simple et alimentation naturelle pour votre perte de poids; 2016.

- Comment atténuer ses crises d'angoisse et son anxiété puis s'en affranchir; 2013.

Quelques commentaires de lecteurs :
Note 4/5: "Livre Excellent. Bien écris .A pratiquer"
Note 5/5: "Excellent Merci pour les conseils ils sont très efficaces !"
Note 4/5: "Très bonne lecture.
Agréable à lire. Je me suis retrouvée dans les crises d angoisse décrites dans ce livre. Ce qui m à fait réaliser que je n étais pas seule à les vivre et que je pouvais m en sortir avec quelques techniques de vie pour regagner la confiance en moi qui me manquait. Je recommande ce livre simple pour une prise de conscience de ce qu est l angoisse dans nos vies. Bonne lecture à vous. Simple mais utile."

Tous ces livres sont disponibles en version imprimée et électronique.

TABLE DES MATIÈRES

INTRODUCTION

Depuis la naissance, nous avons tous la faculté de faire fonctionner nos fonctions vitales. Parmi ces fonctions, tel que manger, il y a le sommeil. Déjà nouveau-né, nous savions dormir - peut-être pas pour longtemps, mais nous savions comment dormir.

Dormir est une faculté innée qui ne demande normalement pas d'effort. Je veux dire, quoi de plus simple que de dormir ? Il suffit de fermer les yeux, se détendre et s'en aller au pays des rêves. Pourtant, beaucoup de personnes ont de grandes difficultés à trouver le sommeil.

D'après le département de la santé américaine, 60 millions de personnes souffrent d'insomnie. La difficulté à s'endormir concerne environ 40% des femmes et 30% des hommes.

Cette situation peut rendre un peu fou, presque littéralement. Stephen King a écrit un livre nommé

"Insomnie" dans lequel le personnage principal devient fou de ne pas assez dormir. Le film "Fight Club" est aussi basé sur un personnage insomniaque.

Ce trouble est si répandu qu'il existe des cliniques spécialisées pour aider les personnes en souffrant.

Dormir est un moyen de revivre et d'être prêt à vivre pleinement la journée. Quand une personne est privée de sommeil, les effets peuvent être dévastateurs. Le célèbre auteur F. Scott Fitzgerald a écrit une fois : "La pire chose au monde est d'essayer de dormir et de ne pas y arriver."

Cependant, il y a de l'espoir à vaincre l'insomnie. Ce n'est pas facile, mais cela peut être réussi - même sans l'aide d'un professionnel d'une clinique spécialisée.

Dans ce livre, nous explorerons l'insomnie en profondeur : ses causes et comment finalement trouver de bonnes nuits de sommeil !

QU'EST-CE QUE L'INSOMNIE ?

L'insomnie est la sensation d'être fatigué la journée et inaptes aux différentes tâches à cause d'un manque de sommeil. En général, les personnes souffrant d'insomnie ont de grandes difficultés à s'endormir malgré une profonde fatigue, ou un sommeil trop léger qui les laisse fatiguées, ou se réveillent trop tôt.

Le débat reste de savoir si l'insomnie est toujours un symptôme de troubles physiques ou psychologiques, ou si parfois c'est un trouble de lui-même.

Les symptômes courants inclus:

- se sentir fatigué la journée,
- être fréquemment soucieux,
- l'irritabilité,
- un manque de concentration,
- se réveiller fatigué,
- mieux dormir ailleurs que dans sa propre maison,
- mettre plus de 30 ou 40 minutes à s'endormir,

- se réveiller plusieurs fois la nuit,
- se réveiller de très bonne heure s'en réussir à se rendormir,
- ne réussir à s'endormir qu'avec l'aide de pilules ou sous effet de l'alcool.

Les insomniaques se plaignent souvent d'être incapable de fermer les yeux ou d'avoir l'esprit tranquille. Il est fréquent d'avoir l'esprit préoccupé de mille choses au moment d'aller se coucher. Dans notre monde rempli de stress, nous sommes souvent submergés sous des listes de choses à faire qui n'en terminent pas. Quand vient l'heure d'aller se coucher, beaucoup de personnes ont des difficultés à faire abstraction de ces listes de choses à faire à la faveur du pays des rêves.

Les artistes disent souvent qu'ils ont leurs meilleures idées la nuit alors qu'ils sont au lit à chercher le sommeil. Un universitaire a même dit que si un homme avait autant d'idées le jour qu'il n'en a lors d'insomnie, il ferait une fortune. Cela doit être vrai, mais alors le manque de sommeil doit avoir son prix à payer.

Le plus désagréable dans l'insomnie est lorsqu'on cherche le sommeil et qu'on ne le trouve pas. L'esprit fonctionne à toute allure et est incapable de se reposer, ce qui vous rend encore plus fatigué et moins performant le lendemain. Parfois, l'insomnie dure bien plus que seulement quelques nuits.

L'insomnie, en général temporaire, est souvent catégorisée en fonction de combien de temps cela dure:

L'insomnie passagère ne dure que quelques jours (nuits).

L'insomnie de court terme ne dure pas plus de trois semaines.

L'insomnie chronique est caractérisée par les symptômes suivants:

- Quand une personne a des difficultés à s'endormir, ou n'a pas un sommeil réparateur au moins trois nuits par semaine pour un mois ou plus.

- De plus, le patient est distrait et ressent que ses journées sont négativement affectées par le manque de sommeil.

L'insomnie chronique peut aussi être primaire ou secondaire, suivant la cause:

- **L'insomnie chronique est primaire** quand c'est la seule plainte du patient.

- **L'insomnie chronique est secondaire** quand elle est causée par des conditions médicales ou psychiatriques, des drogues, ou des troubles émotionnels.

Les types courants d'insomnie secondaires inclus :

- **L'apnée du sommeil** : C'est un trouble du sommeil causé par des difficultés à respirer pendant le sommeil. Des ronflements et des pauses respiratoires fréquentes pendant le sommeil, suivis d'étouffements ou d'inspirations violentes et profondes sont des signes fréquents d'apnée du sommeil.

- Le **syndrome des jambes sans repos** est un trouble du sommeil caractérisé par de désagréables sensations (traînantes, brûlantes, démangeaisons ou tiraillements) dans les jambes ou les pieds, survenant surtout la nuit. Bouger les jambes permet de passer momentanément les sensations déplaisantes.

- Les **troubles du rythme circadien** sont des troubles du sommeil causés par une horloge interne qui ne colle pas avec l'horloge naturelle du cycle sommeil-éveil. Les personnes travaillant de nuit ont souvent ce genre de troubles.

- **L'insomnie causée par des médications** : Beaucoup de médicaments peuvent provoquer des problèmes d'insomnie, notamment ceux traitant les allergies, l'arthrite, les problèmes de cœur, l'hypertension, l'asthme, la maladie de Parkinson, le trouble de l'attention et l'hyperactivité, ou hyperthyroïdie. Les gênes physiques (par exemple les douleurs chroniques) peuvent aussi provoquer des difficultés à s'endormir.

- **L'insomnie due aux substances ou sevrages** : Beaucoup de drogues ou médicaments peuvent provoquer des troubles pendant mais aussi après le traitement. Parmi ceux-là, on trouve l'alcool, les stimulants, les sédatifs et même les traitements contre l'insomnie pris trop longtemps peuvent nourrir de nouvelles insomnies.

- **L'insomnie due aux problèmes émotionnels** : L'insomnie peut être le symptôme de nombreuses difficultés émotionnelles. Si vous trouvez que vous vous angoissez excessivement à propos de nombreuses choses futiles, ou si vous éprouvez de la tristesse ou une perte d'intérêt dans vos activités pendant plusieurs semaines, consultez votre médecin.

L'insomnie peut aussi être définie comme l'inaptitude à dormir à des heures conventionnelles. Les cas suivants sont des exemples de troubles du rythme circadien.

- **L'insomnie par syndrome de retard de phase du sommeil** : Le syndrome de retard de phase de sommeil est un terme qui s'applique à une horloge circadienne longue. Les personnes qui ont ce trouble (souvent les adolescents) s'endorment très tard voire au petit matin, puis dorment normalement. Il leur faudrait des journées plus longues pour être en phase.

- **L'insomnie par syndrome de phase du sommeil avancé** : Ce syndrome tend à se développer surtout chez les personnes âgées. Il produit une somnolence excessive le matin mais un réveil non désiré tôt le matin.

Il peut vous être utile d'aborder, en premier lieu,

le cycle du sommeil normal, puis comment les docteurs peuvent identifier des problèmes spécifiques.

LE CYCLE DU SOMMEIL

Un sommeil reposant et suffisant est un besoin humain au même titre que manger. Il est vital pour le bien-être physique et émotionnel. Au fil des années, les chercheurs ont fait de grandes découvertes sur le fonctionnement du cerveau pendant le sommeil.

Le cycle d'une journée, incluant sommeil et éveil, est appelé le rythme circadien, généralement considéré comme l'horloge biologique. Des centaines de fonctions biologiques suivent cette horloge biologique, mais dormir et être éveillé en sont les aspects prédominants.

Au réveil, la lumière du jour passant à travers nos yeux sert de réinitialisation du cycle chaque jour. La réponse du cerveau à la lumière est un important facteur clé pour dormir correctement et maintenir un rythme circadien normal.

Le signal lumineux voyage à travers un minuscule groupe de nerfs vers l'hypothalamus dans le centre du cerveau, dans l'horloge principale du corps, aussi appelée noyau supra-chiasmatique (NSC). Ce groupe de nerfs prend son nom de sa localisation, qui est juste au-dessus (supra) du chiasma optique. Le chiasma optique est la jonction majeure des nerfs transmettant l'information de la luminosité depuis les yeux.

L'approche du crépuscule chaque jour incite le NSC à signaler à la glande pinéale (nommée ainsi car elle ressemble à un pignon de pin) de produire une hormone, la mélatonine.

La mélatonine est une importante hormone libérée dans le cerveau que certains experts croient cruciale dans la régulation du temps par notre corps. Plus une personne est longtemps dans le noir, plus elle sécrète de mélatonine. Les niveaux tombent après être exposé à la lumière. Les recherches n'ont pas encore statué si un haut niveau de mélatonine provoque l'endormissement même sans être dans le noir.

Le cycle sommeil-éveil chez les humains est conçu pour produire l'activité pendant la journée et dormir la nuit. Il y a aussi un pic naturel de somnolence à la mi-journée, l'heure traditionnelle de la sieste. Le cycle sommeil-éveil est d'environ 24 heures. Si un homme est confiné dans une pièce sans lumière et sans repère du temps qui passe, le cycle sommeil-éveil dure généralement sur plus longtemps que 24 heures.

Les études suggèrent qu'un humain ait besoin

d'environ 8 heures de sommeil chaque jour.

Chez les femmes, le cycle menstruel peut faire varier leur cycle sommeil-éveil. De même, la variation d'ensoleillement d'une saison à l'autre peut perturber le cycle.

L'importance de la lumière du soleil pour le cycle circadien est un problème connu des personnes complètement aveugles : elles souffrent souvent de troubles du sommeil et aussi d'autres fonctions biologiques dépendantes de ce cycle.

Dormir consiste en deux phases distinctes qui alternent en cycle et reflètent différents niveaux d'activité des cellules nerveuses du cerveau. Durant une nuit normale de sommeil, une progression à travers ces phases se fait cinq à six fois :

Le sommeil avec absence de mouvements oculaires rapides (Non-REM pour Non-Rapid Eye Movement Sleep) est le sommeil lent ou profond. Le sommeil Non-REM est aussi divisé en 3 trois étapes de progression :

- étape 1 (sommeil léger).

- étape 2 (aussi appelé vrai sommeil).

- étape 3 à 4 (sommeil à ondes basses ou sommeil delta).

A chaque étape se succédant, le réveil devient plus difficile. On ne sait pas bien encore ce qui gouverne le sommeil Non-REM dans le cerveau. Un équilibre entre certaines hormones, en particuliers celles de croissance et du stress semblent être importantes pour le sommeil profond.

Le sommeil avec mouvements oculaires rapides (REM pour Rapid Eye-Movement) est un sommeil plus actif avec les rêves qui surviennent pendant cette phase. L'activité du cerveau est alors semblable à lorsqu'il est en éveil, mais les muscles sont virtuellement paralysés, probablement pour prévenir d'éventuels agissements pendant les rêves.

En fait, excepté les organes vitaux comme les poumons et le cœur, les seuls muscles non paralysés pendant le sommeil REM sont les muscles des yeux. Le sommeil REM semble être crucial pour l'apprentissage et la régulation de l'humeur au quotidien. Lorsqu'on manque de sommeil, le cerveau doit travailler plus dur pour accomplir les mêmes tâches que lorsqu'on est bien reposé.

Le cycle entre le sommeil profond (Non-REM) et actif (REM) suit généralement le même schéma. Après environ 90 minutes de sommeil Non-REM, les yeux se mettent à bouger rapidement derrières les paupières fermées, entrant dans le sommeil REM. Au fur et à mesure de la nuit, le cycle entre sommeil Non-REM/REM se répète. Avec à chaque cycle, le sommeil Non-REM qui devient de plus en plus léger, et le sommeil REM qui devient de plus en plus long, durant de quelques minutes au début de la nuit à environ une heure à la fin de la nuit de sommeil.

Tout cela est assez simple, n'est-ce pas ? Après tout, nous n'avons pas besoin d'apprendre à dormir - c'est quelque chose qu'on sait naturellement faire, mais un certain nombre de personnes ont pourtant des problèmes. Pourquoi ?

QU'EST-CE QUI CAUSE L'INSOMNIE ?

Alors qu'il n'y a pas de raison toute tranchée, la plupart des experts sont d'accord pour dire que l'insomnie est provoquée par le stress, l'anxiété, les médications, et/ou la caféine - entre autres choses. Les insomnies passagères et court termes ont de nombreuses causes.

Une réaction au changement ou au stress sont les causes les plus communes d'insomnie passagère ou de court terme. Cela correspond parfois à un simple *ajustement* du cycle du sommeil.

Les facteurs favorisants peuvent être un événement majeur ou traumatisant tel que les suivants :
- une maladie grave,
- une blessure ou une chirurgie,
- la perte d'un être cher,
- la perte d'emploi.

L'insomnie passagère peut aussi être développée avec un événement relativement mineur, par exemple :
- des événements climatiques majeurs,

- un examen à l'école,
- un voyage,
- des difficultés au travail.

La plupart du temps, le sommeil normal revient à chaque fois que les conditions se résolvent, la personne se reconstruit après l'événement, ou la personne s'habitue à la nouvelle situation. Un traitement devient nécessaire si le manque de sommeil interfère fortement avec le fonctionnement normal en journée ou si la situation dure depuis plusieurs semaines.

Les fluctuations dans les hormones féminines jouent un rôle majeur pendant leur vie, bien que l'insomnie soit la plus souvent passagère,

La progestérone est une hormone qui favorise le sommeil. Son niveau tombe pendant la menstruation, causant de l'insomnie. Quand elle revient à son niveau pendant l'ovulation, les femmes retrouvent leur sommeil habituel.

Durant la grossesse, les effets des changements de niveau de progestérone dans le premier et dernier trimestre peuvent aussi perturber les cycles du sommeil normal.

L'insomnie peut être un problème majeur dans les premières phases de la ménopause, quand les hormones fluctuent intensément. L'insomnie durant cette période peut être due à différents facteurs qui surviennent.

Pour certaines femmes, des poussées de chaleur, la sudation, et une sensation d'anxiété peuvent les réveiller soudainement et fréquemment pendant la nuit durant les premiers mois de ménopause. Chez ces femmes, une thérapie hormonale peut aider.

L'insomnie peut aussi être provoquée par une détresse psychologique passagère dans la vie. Dans la plupart des cas, l'insomnie est temporaire. Les cas d'insomnie chronique chez une femme de plus de 50 ans sont souvent dus à d'autres causes.

D'après une étude, 20% des adultes rapportent que la lumière, le bruit, et des températures inconfortables causent des difficultés de sommeil. Suivant le temps de la journée, trop peu ou trop de lumière peuvent provoquer des ruptures de sommeil. Il est bien connu que le rythme circadien est cadencé par la lumière et que la lumière artificielle peut maintenir éveillé. Une étude rapporte que même une lumière artificielle très légère perturbe le sommeil.

Une exposition insuffisante à la lumière durant la journée, comme c'est souvent le cas pour les personnes âgées sortant très peu de chez elles, peut aussi provoquer des troubles du sommeil. Une étude suggère que quand une personne est exposée à une forte lumière la journée, le niveau de mélatonine augmente d'autant plus en réponse au noir de la nuit, ce qui aide à s'endormir.

La caféine perturbe la plupart du temps le sommeil. La nicotine favorise l'éveil. Arrêter de fumer peut aussi provoquer une insomnie passagère. En fait, il est suggéré que si le sommeil puisse être amélioré dès l'arrêt de la cigarette, il pourrait être plus facile d'arrêter de fumer.

Les habitudes de sommeil de votre partenaire peuvent aussi provoquer de l'insomnie chez vous. D'après un sondage de 1999, 17% des femmes et 5% des hommes ont rapporté que les habitudes de sommeil de leur partenaire impactaient négativement leur propre sommeil. Le ronflement peut certainement être le facteur principal. En fait, dans le même sondage, 44% des hommes et 36% des femmes rapportent qu'ils ronflent plusieurs nuits par semaine, et parmi ceux-là, 19% peuvent être entendus même à travers une porte fermée.

L'insomnie est un effet secondaire de nombreux médicaments, incluant les médicaments en vente libre qui contiennent de la caféine. Les personnes qui suspectent leur médiation comme étant à l'origine de leur perte de sommeil peuvent le vérifier avec un médecin ou pharmacien.

L'insomnie chronique peut aussi avoir des causes bien plus profondes. Dans la plupart des cas, il n'est pas clair si l'insomnie chronique est un symptôme de difficultés physiques ou psychologiques ou si c'est un trouble premier en soi. La plupart du temps, une combinaison entre une difficulté psychologique et physique est à l'origine du trouble du sommeil.

L'insomnie psychologique entretient naturellement les difficultés de sommeil déjà présentes, c'est un cercle vicieux :

- Un épisode d'insomnie passagère perturbe le rythme circadien du patient.

- Le patient commence à associer son lit avec une incapacité à se reposer. Un schéma de trouble du sommeil émerge.

- Au fil du temps, cet événement se répète, et l'heure du coucher devient une source d'anxiété. Une fois au lit, le patient s'attend à ne pas pouvoir s'endormir.

- Après tout cela, un cycle est établi, l'insomnie devient une prophétie auto-réalisatrice qui persiste indéfiniment.

Parfois, l'anxiété et l'incapacité à dormir remontent à l'enfance lorsque les parents utilisaient différentes menaces pour forcer l'enfant à se coucher alors qu'il ne s'y sentait pas prêt.

La douleur et l'inconfort d'une blessure, la maladie, ou une infirmité peut aussi provoquer un endormissement délicat. Parmi les nombreuses causes médicales qui peuvent provoquer des difficultés, on retrouve : les allergies, l'arthrite, le cancer, les problèmes de cœur, les reflux gastriques, l'hypertension, l'asthme et l'hyperactivité avec déficit de l'attention.

Quand les personnes sont en souffrance ou malades, ils ont généralement des médications. Malheureusement, la majorité de ces médicaments peuvent provoquer l'insomnie. Ils incluent : la nicotine, des anti-dépresseurs, des bêta-bloquants, etc.

Un large pourcentage des cas d'insomnie chronique montre des bases psychologiques ou psychiatriques. Les troubles qui sont le plus souvent incriminés sont : l'anxiété, la dépression et les troubles bipolaires.

Cependant, il est à noter que l'insomnie peut causer des problèmes émotionnels, et il est souvent peut clair de savoir ce qui a déclenché l'insomnie ou les troubles émotionnels ou s'ils ont la même source.

L'anxiété compte pour plus de 50% des cas d'insomnie chronique. Se sentir crispé ou anxieux peut vous empêcher de vous relaxer suffisamment pour vous endormir.

Il est estimé que 10% à 15% des insomnies chroniques sont dues à l'abus de substances telles que l'alcool, la cocaïne et les sédatifs. Un ou deux verres d'alcool au dîner peuvent aider la plupart des gens à se relaxer et à mieux s'endormir.

L'excès d'alcool, ou l'alcool utilisé dans le but de s'endormir tend à fragmenter le sommeil et cause un réveil quelques heures plus tard. Cela augmente aussi le risque d'avoir d'autres troubles du sommeil comme l'apnée du sommeil, ou le syndrome des jambes sans repos. Les alcooliques en sevrage souffrent souvent d'insomnie, et pour certains pendant plusieurs années après avoir cessé l'alcool.

De nombreuses études ont rapporté que le travail en horaire décalé perturbe le rythme circadien et ont suggéré que cela puisse même engendrer de l'insomnie chronique. Une étude a montré que 53% des travailleurs de nuit se sont endormis au travail au moins une fois, suggérant que leur horloge interne ne s'est pas adaptée à leurs horaires décalés.

Ils ont aussi un plus grand risque d'accident de voiture dû à la somnolence et de plus grands risques de problèmes de santé en général. Une étude japonaise rapporte que le travail excessif sur ordinateur est associé à toutes les formes d'insomnie. Les personnes sur-impliquées dans leur travail tendent aussi à avoir plus de difficultés à s'endormir que la moyenne.

Des taux d'hormones de stress élevés et persistants, en particuliers la cortisol, semblent aussi être un facteur dans la plupart des cas d'insomnie chronique, en particuliers l'insomnie liée au vieillissement et aux troubles psychiatriques. Les hauts taux de cortisol réduisent le sommeil REM.

Un déséquilibre dans les hormones importantes du sommeil a été associé au vieillissement et peut être souvent mis en cause dans l'insomnie des personnes âgées. Les personnes âgées ont souvent un haut niveau d'hormones du stress durant la nuit. Pourquoi ?

Le vieillissement normal est associé à un bon taux élevé d'hormone de croissance. Sécrétée en fin de nuit, cette hormone est associée au sommeil profond avec ondes cérébrales lentes. Les personnes âgées ont généralement moins de sommeil à ondes cérébrales lentes.

Les niveaux de mélatonine sont plus bas chez les personnes âgées. Les études tendent à montrer que cela est dû au fait que les personnes âgées sortent moins à l'extérieur la journée et sont par conséquent moins exposées à la lumière du soleil.

Malgré toutes ces observations, les études montrent que les personnes âgées ne sont pas plus à risque d'insomnie pour ceux qui n'ont pas de difficultés physiques ou psychologiques.

Il pourrait aussi y avoir une origine génétique à l'insomnie. Les problèmes de sommeil semblent se retrouver dans les mêmes familles; environ 35% des personnes insomniaques ont un historique familial positif. Seulement, tant de facteurs incriminés dans l'insomnie rendent difficiles la définition du lien génétique pour ce trouble.

Nous avons vu qu'il peut y avoir énormément de raisons pour lesquelles les personnes n'arrivent pas à trouver le sommeil. Est-ce que ces troubles affectent certaines personnes plus que d'autres ?

QUI EST INSOMNIAQUE ?

Des études estiment qu'entre un quart et un tiers des adultes Américains et Européens sont victimes d'insomnie chaque année, avec entre 10% et 20% d'entre eux subissant de sévères difficultés à s'endormir. Cependant, bien que ce problème soit répandu, seulement 30% en parle à leur médecin. Réciproquement, les médecins demandent rarement si leur patient a des soucis pour s'endormir.

Les études rapportent que les risques les plus forts d'insomnie sont liés des difficultés psychologiques, en particuliers la dépression, et les douleurs physiques. Environ 90% des personnes en dépression sont insomniaques.

De plus, l'insomnie et la dépression coïncident souvent avec des problèmes somatiques, en particuliers les douleurs chroniques. En fait, l'insomnie aggrave les douleurs chroniques même si les personnes ne sont pas dépressives. Une étude montre que 65% des patients souffrant de douleurs chroniques et étant traités simplement pour insomnie obtenaient la guérison de leurs douleurs.

Globalement, l'insomnie est plus fréquente chez les femmes que les hommes, bien que les hommes en souffrent aussi. L'efficacité du sommeil se détériore différemment chez l'homme et chez la femme avec le vieillissement.

Une étude majeure suggère que les hommes allant de leurs 16 ans à leurs 50 ans perdent 80% de leur sommeil profond. Durant cette période, le sommeil léger augmente et le sommeil REM reste inchangé. Cette étude n'a pas été menée chez les femmes mais certaines preuves montrent qu'elles ne sont pas autant affectées. Après 44 ans, toujours pour les hommes, le sommeil REM et total diminue, et la durée d'éveil augmente.

Les jeunes femmes souffrent d'insomnie pour à la fois des problèmes culturels et biologiques. Comme nous l'avons vu, un certain nombre d'événements hormonaux perturbent leur sommeil tels que le syndrome prémenstruel, la menstruation, la gestation et la ménopause. Toutes ces conditions sont naturelles, et dans la plupart des cas, les troubles sont temporaires et peuvent être améliorés avec l'hygiène de vie.

Après la naissance d'un enfant, la plupart des femmes développent une grande sensibilité aux sons de leur enfant, ce qui provoque le réveil facile. Les femmes qui ont eu un enfant dorment mois efficacement que les femmes qui n'en ont pas. Il est possible que beaucoup de femmes ne désapprennent jamais cette sensibilité et continuent de se réveiller facilement après que l'enfant a grandi.

Après la ménopause, les femmes sont sensibles aux mêmes causes environnementales et biologiques que les hommes concernant l'insomnie. Les femmes âgées qui n'ont pas eu de problème d'insomnie tendent à avoir un sommeil plus long et meilleur que les hommes non insomniaques du même âge.

D'autres groupes d'individus qui souffrent d'insomnie inclus ceux qui voyagent fréquemment - spécialement quand ils changent de fuseau horaire, ceux avec un syndrome de stress post-traumatique, et les individus avec lésions au cerveau.

La plupart des personnes dorment environ sept heures par nuit. Les docteurs suggèrent qu'il en faille huit pour être bien reposé. La raison est que nous sommes bien plus vigilants lorsque nous avons passé une bonne nuit. Sans sommeil, les risques en tout genre explosent.

L'INSOMNIE EST UN PROBLEME GRAVE

Une étude de 2002 sur les habitudes de sommeil sur plus d'un million de personnes rapporte que les personnes qui dorment bien 7 heures par nuit profitent de la vie la plus longue. Ceux qui dorment plus de huit heures ou moins de six heures ont un taux de mortalité supérieur. Les personnes insomniaques, pour peu qu'elles puissent dormir 7 heures par jour tout de même, n'ont pas de taux de mortalité plus élevés. Cependant les personnes qui prennent des pilules sont moins bien loties.

L'insomnie n'est virtuellement jamais létale, excepté dans de rares cas, telle qu'un trouble génétique appelé insomnie fatale familiale. Cette rare maladie dégénérative se développe tard à l'âge adulte. Elle est progressive et l'individu développe une insurmontable insomnie, qui peut éventuellement devenir fatale.

Les études montrent que la somnolence au volant est aussi létale que l'alcool au volant. Suivant les études, les estimations d'accidents liés à la somnolence au volant seraient entre 1% et 56% (donc difficile de tirer trop de conclusions).

D'après un sondage majeur de 1995, 33% de survivants ont dit qu'ils étaient assoupis lorsqu'ils conduisaient et 10% pensent qu'ils ont eu l'accident à cause de cela. Une étude suggère fortement que c'est la somnolence habituelle et non juste une somnolence au moment de l'accident qui mettent les gens en grand danger.

Des enquêtes en 2001 et 2002 rapportent que les personnes avec une sévère insomnie ont une qualité de vie aussi pauvre que ceux qui souffrent de problèmes chroniques comme des crises cardiaques. Dans ces études, les personnes avec une dépression ou une grave anxiété déjà diagnostiquée n'étaient pas incluses.

En plus d'une importante somnolence lors de la journée, les personnes insomniaques se plaignent de plus de problèmes d'attention et de mémoire que de bons dormeurs. Elles ont aussi une plus grande irritabilité, plus d'erreur au travail, des relations amoindries avec leur famille que les personnes avec un bon sommeil.

L'insomnie a des effets sur votre comportement éveillé et vos performances au travail. En fait, l'insomnie risque surtout d'aggraver les comportements des façons suivantes:

- Réduire la concentration. Des experts

rapportent que la privation de sommeil profond affecte la faculté du cerveau à gérer l'information.

- La performance des tâches altérée. Une étude rapporte que manquer seulement deux ou trois heures de sommeil chaque nuit pendant une semaine impacte significativement les performances et l'humeur. Une étude australienne rapporte qu'un manque de dix-sept heures de sommeil cause un niveau de performance équivalent à un taux d'alcoolémie dans le sang de 0,1%.

- L'effet sur l'apprentissage. Le fait que l'insomnie impacte significativement l'apprentissage n'est pas clair. Certaines études ont rapporté des problèmes de mémorisation, alors que d'autres n'ont trouvé aucune différence dans les scores de tests entre des personnes atteintes d'insomnie passagère et des personnes sans problème de sommeil.

Nous avons déjà évoqué que le stress et la dépression sont des causes majeures de l'insomnie; cependant, un manque de sommeil doit aussi augmenter l'activité des hormones dans le cerveau qui peuvent produire les problèmes émotionnels.

Même de modestes altérations dans l'éveil et le sommeil peuvent avoir des effets significatifs sur l'humeur d'une personne. L'insomnie persistante peut même prédire un futur développement de troubles émotionnels dans certain cas. Certaines enquêtes ont exploré la possibilité de prévenir des troubles psychiatriques en détectant assez précocement et en traitant des insomnies persistantes.

En fait, l'incapacité à dormir peut être une cause de dépression. Les signes à rechercher dans les liens entre l'insomnie et la dépression inclus :

- Se réveiller au milieu de la nuit ou tôt le matin et être incapable de se rendormir.

- La perte d'intérêt, d'énergie ou d'appétit.

- L'agressivité et les comportements anti-sociaux.

- Les douleurs qui n'ont pas d'explication physique.

Bien que l'alcool et l'abus de substances en général puissent causer l'insomnie, les conditions peuvent être inversées. Par exemple, une enquête de 1999 rapporte que 14% des adultes américains utilisent l'alcool au cours du mois pour les aider à dormir, avec 2,5% rapportant de fréquents abus d'alcool.

Bien qu'il y ait des antécédents que l'insomnie augmente les risques cardiaques, trop peu de preuves l'ont prouvé. Une étude rapporte des signes d'activité du système nerveux avec une insomnie chronique qui peuvent causer des risques pour le cœur.

Cependant, s'ils existent, ces risques sont très modestes comparés aux autres facteurs provoquant les maladies du cœur.

Il n'y a pas de doute que l'insomnie puisse être très dommageable pour le corps humain. Un manque de sommeil provoque plus que simplement nous fatiguer. Si le trouble persiste pendant une longue période, il peut y avoir de sérieuses conséquences sur la santé. Nous pouvons vous donner toutes sortes d'indices pour déterminer si vous êtes insomniaque et comment améliorer la situation, mais la plupart du temps, le mieux est encore de consulter un professionnel.

DIAGNOSTIQUER L'INSOMNIE

Diagnostiquer un trouble du sommeil et ses causes est l'étape la plus importante pour retrouver un sommeil réparateur. Cependant, il n'y a pas de consensus, même parmi les experts, sur la meilleure méthode pour évaluer l'insomnie d'un patient.

Une difficulté majeure dans le diagnostique est la nature subjective de l'insomnie. Une étude montre qu'il n'y a pas de différence dans les comportements du sommeil d'une personne qui dit qu'elle a de l'insomnie et d'une personne qui dit qu'elle n'en a pas.

Les personnes qui croient avoir de l'insomnie peuvent avoir de fréquents réveils nocturnes qu'ils perçoivent comme étant un long éveil continue. Certains experts recommandent cependant que n'importe quels individus se plaignant d'insomnie soit traité lourdement s'il souffre de fatigue et de problèmes de concentration et de mémorisation pendant la journée.

De nombreux questionnaires sont disponibles

pour savoir si le patient est atteint d'insomnie ou d'autres troubles du sommeil. Par exemple, les médecins peuvent poser les questions suivantes:

- Comment décririez-vous votre problème de sommeil ?

- Depuis combien de temps éprouvez-vous ce problème ?

- Comment de temps mettez-vous à vous endormir ?

- Combien de fois par semaine cela arrive-t-il ?

- Combien votre sommeil est-il reposant selon vous ?

- Est-ce que la difficulté est pour se coucher ou pour se lever tôt ?

- Quel est votre environnement de sommeil (bruyant, pas assez sombre) ?

- Comment votre insomnie vous affecte pendant la journée ?

- Quelles médications prenez-vous (incluant l'automédication contre l'insomnie telle que l'herbe, l'alcool, les médicaments en libre-service ou les médicaments sous prescription) ?

- Est-ce que le patient est en sevrage de stimulants tels que le café ou le tabac ?

- Combien d'alcool est consommé par jour ?

- Quels sont vos facteurs stress et environnementaux ?

- Avez-vous eu des changements significatifs dans vos habitudes (déménagement, changement de travail, etc...) ?

- Est-ce que le patient ronfle ou s'étouffe pendant son sommeil (une indication d'apnée du sommeil) ?

- Est-ce que le patient a des problèmes aux jambes (crampes, contractions, lourdeurs) ?

- S'il y a un partenaire de lit, a-t-il un comportement dérangeant ?

- Est-ce que le patient est un travailleur en horaire décalé ?

Il peut être suggéré que vous teniez un journal de sommeil pour garder une trace de vos habitudes de sommeil. Chaque jour pendant deux semaines, le patient devrait inscrire toutes les informations liées à son sommeil, incluant les réponses aux questions précédentes. Un partenaire de lit peut aider en ajoutant ses observations sur le comportement du patient dans son sommeil.

Voici ce que vous devriez inclure dans votre journal du sommeil :

- L'heure du coucher et du lever
- Le nombre d'heure totale de sommeil
- La qualité du sommeil
- Le temps pendant lequel vous étiez éveillé pendant la nuit et ce que vous avez fait (par exemple rester au lit avec les yeux fermés, ou se lever, boire un verre de lait, méditer...)
- La quantité de caféine et d'alcool que vous avez

consommée et les heures de consommation.

- Le type de nourriture et boisson que vous avez consommé.

- Vos sentiments (bonheur, tristesse, stress, anxiété)

- Les traitements médicamenteux pris, la quantité et l'heure de prise.

Croyez-le ou non, il y a une façon de mesurer la somnolence. Cela s'appelle l'échelle de somnolence de Epworth, et elle utilise un simple questionnaire pour mesurer une somnolence excessive pendant huit situations.

Voici le test général, l'échelle de somnolence de Epworth :

Pour chaque situation suivante, indiquez le risque de somnolence par un score entre 0 et 3 (0 = aucune chance, 1 = faible probabilité, 2 = probabilité modérée, 3 = forte probabilité) :

- Assis en lisant.

- Regarder la télévision.

- Assis et inactif dans un site public tel qu'un théâtre ou un congrès.

- Être passager en voiture pendant une heure sans coupure.

- Rester à rien faire l'après-midi quand les circonstances le permettent.

- Assis à parler à quelqu'un.

- Assis et silencieux après un repas sans alcool.

- Assis en voiture après être immobilisé quelques minutes dans les bouchons.

Puis analysez votre score résultant:
- 1 à 6 : Vous avez assez de sommeil,
- 4 à 8 : Vous tendez à manquer de sommeil mais êtes dans la moyenne,
- 9 et plus : Très fatigué et suggère un trouble du sommeil. Le patient devrait demander un avis médical.

Vous pouvez aussi essayer un Test Itératif de Latence d'Endormissement (TILE). Le TILE emploie une machine qui mesure le temps qu'il faut pour s'endormir dans une pièce calme pendant la journée :

Le patient fait quatre à cinq siestes de deux heures. Les personnes qui ont de bonnes habitudes de sommeil s'endorment en 10 à 20 minutes. Le test peut détecter des changements dans l'endormissement associé à un manque de sommeil chez les patients sujets à l'insomnie.

Cependant, cela a des limites et ne prend pas en considération les situations qui peuvent affecter l'état mental du patient. C'est souvent utilisé après que le docteur a déjà écarté beaucoup d'autres troubles du sommeil et qu'il est incertain du diagnostique sur l'insomnie.

Dans les cas ou le médecin est incapable de vous aider concernant votre insomnie, vous devriez vous référer à une clinique spécialisée des troubles du sommeil pour un diagnostique et traitement.

LES CLINIQUES DES TROUBLES DU SOMMEIL

Comme nous l'avons déjà dit, il y a de nombreux centres dédiés aux troubles du sommeil qui peuvent diagnostiquer et traiter l'insomnie. Si vous n'aimez pas l'idée d'aller dans une clinique et que des personnes vous regardent dormir, ne vous inquiétez pas. Ces centres existent pour une bonne raison et vous y trouverez surtout les réponses à vos problèmes de sommeil.

Parmi les signes qui peuvent indiquer qu'il faut aller dans un tel centre, on trouve :

- L'insomnie due à des troubles psychologiques.

- Les problèmes de sommeil liés à l'abus de certaines substances.

- Le ronflement et les sursauts de réveil pour reprendre sa respiration (possible apnée du sommeil).

- Syndrome sévère des jambes sans repos.

- Somnolence diurne persistante.

- Soudain endormissement la journée (possible

narcolepsie).

Que pouvez-vous espérer d'une telle clinique ? Vous allez participer à une étude de votre sommeil ou un polysomnogramme qui est un test qui va enregistrer votre état physique pendant différentes phases du sommeil et de l'éveil. Cela va fournir des données essentielles dans l'évaluation de votre sommeil telles que l'identification des étapes de votre sommeil, la position de votre corps, le niveau d'oxygénation de votre sang, les événements respiratoires, la tonicité musculaire, votre cœur, des ronflements et le comportement de votre sommeil en général.

Il faut prendre un rendez-vous pour une nuit. Le centre vous enverra des formulaires à transmettre à votre médecin avant votre rendez-vous et aussi à remplir par vous-même sur vos habitudes de sommeil. Il vous sera aussi communiquées des consignes pour votre nuit de test.

Avant la nuit de test, vous devez rencontrer votre médecin ou un spécialiste du sommeil, qui va déterminer votre condition médicale et vos habitudes de sommeil. Vous pourrez alors participer à une nuit dont la moitié servira pour les mesures et l'autre moitié pour traiter le problème.

Après votre arrivée au centre, vous serez questionné sur votre nuit précédente. Beaucoup de centres montrent une vidéo sur le test que vous allez passer ainsi que sur l'apnée du sommeil car c'est le trouble de nombreuses personnes fréquentant ces centres. La vidéo a aussi pour but de réduire votre appréhension sur les tests qui vont être faits afin de ne pas vous empêcher de vous endormir. Puis on vous demandera de vous mettre dans votre tenue pour la nuit.

Après vous être changé, un technicien va connecter des électrodes pour enregistrer pendant la nuit les ondes de votre cerveau ainsi que les mouvements de vos muscles, entre autres. Les électrodes sont placées à des endroits précis.

Un microphone attaché à votre cou enregistrera votre ronflement, une double ceinture sur votre buste et autour de votre abdomen mesurera les mouvements de vos muscles pendant la respiration. Malgré tout cet équipement, la plupart des patients disent que cela ne les gêne pas pour dormir.

Après s'être installé dans le lit, votre technicien ira dans une salle de mesure et vous demandera avec un interphone de réaliser certaines tâches pour vérifier que les électrodes enregistrent bien comme il faut. Vous serez observé par une télévision durant la nuit, cela permet au technicien de noter vos mouvements pendant votre sommeil.

Quand tout fonctionne correctement, les lumières sont éteintes et vous pouvez vous endormir. La plupart des patients sont si chroniquement fatigué qu'ils finissent par s'endormir assez rapidement.

Tandis que vous dormez, les ondes de votre cerveau sont enregistrées pour déterminer dans quelle étape de sommeil vous êtes (éveil, étape 1, 2, 3, 4, ou sommeil REM). Vous serez réveillé le matin et les électrodes seront retirées. Cela ne fait pas mal.

Vous aurez besoin de prendre un rendez-vous avec un spécialiste du sommeil pour qu'il voit vos résultats. On vous demandera de remplir un questionnaire sur la nuit passée puis vous pourrez rentrer à la maison.

En se basant sur ces résultats d'étude de votre sommeil, il vous sera donné un traitement spécifique à votre cas.

Voici les choses dont vous aurez besoin pour cette nuit de test :

- Pyjama ou un vêtement léger, de préférence avec une ouverture faciale par bouton.

- Votre oreiller favori. Le centre peut vous le fournir, mais vous dormirez mieux avec le vôtre.

- Vos affaires de toilettes.

- Des vêtements pour le lendemain.

- Les médications que vous devez prendre si vous en avez.

- Un livre ou magazine pour lire.

Le jour de votre test, lavez puis séchez vos cheveux. N'utilisez pas de produit tel que du gel ou un spray car cela empêcherait les électrodes de bien coller.

Retirer le vernis à ongles sur au moins deux doigts. Un appareil pour mesurer le taux d'oxygène de votre sang est placé sur vos doigts et ne doit pas être perturbé.

Ne portez pas de maquillage. Certaines électrodes sont sur le visage donc cette zone doit être propre pour avoir une bonne connexion.

Généralement, on vous demandera de faire en sorte d'avoir une nuit de sommeil normale avant le test, à moins que votre docteur en ait demandé l'inverse. Continuez à prendre vos médications si vous en avez et limitez la caféine le jour du test.

Une fois que l'insomnie est diagnostiquée, vous devriez vous demander quoi faire pour la vaincre. Avec l'aide de votre docteur ou d'un spécialiste du sommeil, vous pouvez ensemble vaincre l'insomnie. Vous devriez aussi continuer de bien vous documenter sur le sujet. En général, la médication est la méthode privilégiée pour traiter l'insomnie.

LES MEDICATIONS QUI PEUVENT AIDER

D'après une étude de 1999, environ 3% des femmes américaines et 20% des hommes rapportent prendre une médication pour aider à s'endormir à plusieurs reprises dans l'année. Plus de la moitié sont des médicaments sans ordonnance.

Il pourrait être stressant qu'il n'y ait que des techniques comportementales et psychologiques qui puissent guérir de l'insomnie, alors que l'usage prolongé de pilules ne peut résulter qu'à de la dépendance.

Pourquoi tant de personnes préfèrent prendre des pilules pour soigner leur insomnie ? Beaucoup de personnes connaissent des problèmes de sommeil et veulent les régler rapidement. Plusieurs traitements qui sont souvent à succès demandent beaucoup de temps et d'effort de la part de la personne souffrante.

L'idée qu'une pilule ou la médication puisse résoudre rapidement et facilement le problème est très séduisant. Malheureusement, la réalité qui se cache derrière l'utilisation de médication est qu'elle ne règle pas vraiment le problème, et peut même souvent aggraver l'insomnie sur le long terme.

Si vous voulez prendre des médicaments pour vous aider à dormir parce que vous souffrez beaucoup, ou voyagez ou juste comme ça, soyez vigilant sur le type de médication que vous choisissez et prenez-la seulement quand vous en avez vraiment besoin. De plus, si vous pouvez vous engager à améliorer vos habitudes de sommeil et votre environnement, vous pouvez avoir de bien meilleurs résultats. Vous aurez alors de grandes chances de limiter l'insomnie dans votre vie.

Les médicaments utilisés spécialement pour lutter contre l'insomnie sont appelés des hypnotiques. Les benzodiazépines sont les plus communément prescrits, mais d'autres sont disponibles qui peuvent être mieux tolérés et avec un risque de dépendance réduit. Ils peuvent généralement être utilisés seulement pour prévenir le cercle vicieux psychologique de l'insomnie d'une personne à insomnie passagère ou court terme quand les traitements non médicamenteux ont échoué.

Originellement développés pour traiter l'anxiété, ces médicaments renforcent les réactions chimiques dans le cerveau qui inhibent l'excitation des neurones. Les benzodiazépines les plus souvent prescrits inclus :

- Les benzodiazépines à action prolongée incluant le flurazepam (Dalmane) et le clonazepam (Klonopin), et le quazepam (Doral).

- Les benzodiazépines à action courte à moyenne inclus le triazolam (Halcion), lorazepam (Ativan), l'alprazolam (Xanax), le temazepam (Restoril), l'oxezepam (Serax), prazepam (Centrax), l'estazolam (ProSom), et le flunitrazepam (Rohypnol). Les benzodiazépines à action court terme sont particulièrement utiles pour les voyageurs qui veulent réduire les effets du décalage horaire.

Bien sûr, comme pour toutes médications, il est à prévoir des effets secondaires. Si vous prenez des benzodiazépines, soyez conscient des effets secondaires possibles. Les plus répandus sont les suivant :

- Le médicament peut augmenter la dépression, qui est pourtant aussi une cause d'insomnie.

- Une dépression respiratoire peut arriver en cas de surdosage ou si vous êtes une personne avec une détresse respiratoire préexistante.

- Les agents à action prolongée ont un taux de somnolence résiduelle en journée bien plus élevé que les autres. Ils ont été associés à un risque significatif d'accident de voiture et à des chutes de personnes âgées, particulièrement pendant la première semaine du traitement. Les agents à action court terme ne semblent pas avoir de tels risques.

- Des pertes de mémoire (aussi appelé l'amnésie

du voyageur), somnambulisme, et une humeur instable ont été rapportés après avoir pris du Halcion et d'autres benzodiazépines à action de court terme. Ces effets sont rares et probablement favorisés par l'alcool.

- Parce que ces médicaments traversent le placenta et entrent dans le lait maternel, les femmes enceintes ne devraient pas les utiliser. Une association a été montrée entre l'utilisation de benzodiazépines dans le premier trimestre de gestation et le développement de fentes labiales du nouveau-né.

- Dans de rares cas, le surdosage peut être fatal.

Les personnes âgées sont plus susceptibles aux effets secondaires et devraient généralement commencer avec la moitié de la dose prescrite pour de plus jeunes personnes et ne devraient pas prendre la forme à action prolongée.

Les benzodiazépines sont potentiellement dangereux quand ils sont pris en combinaison avec de l'alcool et certains autres médicaments.

Ce type de médication peut être très addictive. Quand vous arrêtez la médication, vous aurez sûrement des symptômes de sevrage. Cela arrive surtout si la médication a duré longtemps. Les symptômes de sevrage peuvent durer trois semaines après l'arrêt du traitement et peuvent inclure:

- Une détresse gastro-intestinale.

- Une forte sudation.
- Perturber le rythme cardiaque.

Dans de sévères cas, les patients peuvent avoir des hallucinations ou des crises même une semaine ou plus après avoir arrêté le traitement.

Des rechutes d'insomnie, qui peuvent souvent arriver en période de sevrage, incluent typiquement une ou deux nuits de perturbation du sommeil, une somnolence diurne, et de l'anxiété. Les risques de rechute sont plus élevés avec les benzodiazépines à actions court terme que ceux à action prolongée.

De plus, les précautions suivantes sont importantes quand on prend des pilules pour dormir :

- Démarrer avec une médication non prescrite.

- Si une prescription d'hypnotique est requise, démarrez avec les doses les plus faibles possibles.

- En général, ne prenez pas des pilules prescrites et non prescrites sur des jours consécutifs ou sur plus de deux à quatre jours par semaine.

- Si l'insomnie persiste après l'arrêt du traitement, puis s'en suivent de bonnes nuits de sommeil, et que ce schéma se répète encore, il ne devrait pas durer plus de quatre semaines.

- Les médications devraient être arrêtées progressivement et le patient ne devrait pas être inquiété de rechute de l'insomnie à l'arrêt du traitement.

- L'alcool intensifie les effets secondaires de tous les traitements pour le sommeil et devrait être évité.

Si l'insomnie chronique est accompagnée de dépression ou d'anxiété, traiter ces problèmes en premier est une meilleure approche. Certains nouveaux antidépresseurs peuvent à la fois traiter l'insomnie et la dépression.

Les médications sans et avec ordonnances sont très souvent utilisées.

Les antihistaminiques causent de la somnolence et de nombreuses préparations sans ordonnance contenant des antihistaminiques sont disponibles pour traiter l'insomnie passagère.

Malheureusement, ils peuvent aussi provoquer de la somnolence le jour après la prise et ne sont pas tous efficaces pour avoir un sommeil reposant. Les effets secondaires incluent l'endormissement diurne, des vertiges, des mouvements imprécis, une vision brouillée, et la bouche ou gorge sèche.

En général, ces types de médications devraient être évités par les personnes prédisposées aux angines, aux arythmies cardiaques, au glaucome, aux problèmes d'incontinence, ou les personnes prenant un médicament contre la nausée ou le mal des transports. Certains, notamment ceux contenant de la doxylamine devraient être évités par les patients atteints de maladie pulmonaire chronique.

Actuellement, pour la plupart des personnes, les médicaments sans ordonnance ne sont pas un bon choix. Ces médicaments ne sont pas prévus pour un traitement sur le long terme.

Ils devraient être évités avant de conduire ou pour les tâches demandant une certaine vigilance. Les effets sédatifs peuvent aussi faciliter les chutes.

De plus, le sommeil n'est pas aussi réparateur qu'un sommeil normal lorsqu'on prend ce genre de médicament. Seulement 5% du temps de sommeil total peut être profond contre 10% à 25% pour un dormeur normal.

N'utilisez seulement ces médicaments que pour une insomnie passagère et en combinaison avec une amélioration de vos habitudes de sommeil. Soyez vigilant à la réponse de votre corps. Cessez immédiatement la prise du médicament sans ordonnance si vous avez des effets tels que des amnésies, des constipations, des rétentions urinaires, ou encore des vertiges.

Il y a des médications sur le marché qui ne contiennent pas de benzodiazépine. Ces pilules sont à action court terme et peuvent provoquer un sommeil avec les mêmes effets secondaires que pour les benzodiazépines. Ces hypnotiques incluent le zolpidem (Ambien), le zaleplon (Sonata), et le zopiclone (Imovane).

Ces agents peuvent être particulièrement utiles pour prévenir les décalages horaires. Ils peuvent être bénéfiques pour les personnes ayant des troubles de l'humeur. Ils semblent inoffensifs pour les personnes âgées. Cependant, ils sont chers.

Bien sûr, il peut y avoir des effets secondaires même avec ces pilules. Ils ont moins d'effets secondaires au matin que les benzodiazépines, incluant la sudation matinale et les pertes de mémoire bien qu'ils puissent en provoquer. En général, leurs effets secondaires sont légers mais peuvent inclure :
- La nausée.
- Des vertiges.
- Des cauchemars.
- Une agitation ou une humeur instable au réveil.
- Une amnésie (dans le cas de fort dosage).
- Des migraines.
- De rares surdosages fatals.

Là aussi, l'alcool est à proscrire. Le risque de rechute ou dépendance est léger avec ces médicaments.

Une étude a montré que la prise de ces médicaments chaque nuit pendant une année n'a pas provoqué de dépendance ni de symptôme au sevrage mais de plus larges études sont nécessaires pour le confirmer. Ces agents sont encore sujets à abus.

Une combinaison de nouveaux anti-dépresseurs

et d'une psychothérapie a montré de grands taux de succès pour les patients cumulant insomnie et dépression.

L'hydrate de chloral est relativement fiable et est utilisé depuis 1832. Certains médecins le prescrivent pour les utilisations de court terme. Il a des effets secondaires significatifs, par conséquent, beaucoup de médecins y sont réticents.

Dans certains cas, il semble inopérant sur les personnes âgées. L'hydrate de chloral pose des risques d'addiction et peut être fatal en cas de surdosage. Il peut aussi abîmer le matériel génétique par ses propriétés.

Les effets secondaires potentiels incluent l'irritation de la peau, des muqueuses, et de l'estomac. Les personnes avec des troubles à l'estomac, le cœur, les reins, ou le foie ne devraient pas le prendre du tout. S'il a été donné à un enfant, cet enfant ne devrait pas en reprendre pour le reste de sa vie.

Depuis que la plupart des médicaments sont disponibles sur ordonnance uniquement, une consultation de votre médecin est nécessaire. Cela permet de s'assurer que le médicament vous convient et que l'arrêt du traitement se passera bien.

La chose la plus importante concernant les médicaments traitant l'insomnie est qu'ils ne traitent pas la cause du problème, et deviennent simplement des palliatifs plutôt qu'un véritable soin. Toutes ces médications ne devraient servir que sur du court terme.

D'autres préoccupations concernant toutes ces médications incluent :

- Le développement d'une dépendance.

- La réduction de l'efficacité du médicaments au fur à mesure du temps.

- Des effets secondaires physiques.

- Une accumulation avec d'autres substances dans le corps.

- Des symptômes de sevrage.

- Des rechutes d'insomnie.

Il existe heureusement des solutions plus naturelles pour retrouver le sommeil. Jetons un œil à ces alternatives.

SOIGNER NATURELLEMENT L'INSOMNIE

Les remèdes à base de plantes tels que les racines de valériane, le kava kava, la camomille, la mélisse, les herbes de Saint Jean et la passiflore ont été utilisés pendant des années contre l'insomnie. Cependant, les effets et les précautions à prendre ne sont pas particulièrement documentés. Les études réalisées sur les remèdes à base de plantes sont souvent difficiles à interpréter car elles sont inconsistantes avec les standards des études régulières sur les substances comme les médicaments.

D'après l'institut national de la santé des USA, certaines études suggèrent que la valériane puisse être utile contre l'insomnie et d'autres troubles du sommeil alors que d'autres études indiquent le contraire. L'interprétation de ces études est compliquée par le fait que les échantillons de personnes sont souvent trop petits, qu'elles utilisent des sources différentes de valériane, qu'elles mesurent des paramètres différents, ou qu'elles n'incluent pas les potentiels de rechutes. Il est donc difficile de statuer sur les effets favorables et bienveillants de la valériane.

Beaucoup de personnes choisissent les remèdes à base de plantes pour traiter leur insomnie comme une infusion à base de camomille ou de mélisse. Il est important de savoir qu'être labellisé "naturel" n'est pas équivalent à dire qu'il n'y a aucune contre-indication pour le bien-être d'un humain. Les remèdes à base de plantes ne sont pas réglementés par les autorités compétentes, certains remèdes contiennent mêmes des substances médicamenteuses.

Vous pourriez vouloir essayer la mélatonine. C'est la meilleure solution naturelle et étudiée, bien qu'elle soit non réglementée. Les preuves de ses effets restent peu claires. Bien que des études aient montré qu'on pourra s'endormir plus rapidement avec un apport en mélatonine, cela semble ne pas avoir d'effet sur la durée totale du sommeil ni sur les somnolences diurnes. Certaines études suggèrent que c'est plus approprié pour certains individus spécifiques tels que :

- Les personnes âgées. Cela doit aider certaines personnes âgées contre l'insomnie, telles que celles qui ont des taux bas de mélatonines et celles dépendantes de certaines médications. Cependant, la quantité de bénéfices est peu claire encore.

- Les personnes non-voyantes. Une étude de 2000 rapporte que la mélatonine peut aider les personnes non-voyantes à réguler leur cycle circadien afin de dormir des heures régulières. Cependant, les meilleurs dosages et durées de traitement ne sont pas bien documentés. Une haute dose (10 mg) semble nécessaire au début puis peut être réduite avec le temps.

- Les voyageurs souffrant de décalage horaire. Certaines études rapportent que la mélatonines peut aider ces personnes bien que là encore, les dosages et durées de traitement ne soient pas bien documentés.

- Pendant le sevrage de médicaments contre l'insomnie. La mélatonine peut aider les personnes qui sont dépendantes de leur traitement contre leur trouble du sommeil et qui sont en phase d'arrêt afin de maintenir une bonne qualité de sommeil.

- Les personnes qui souffrent du syndrome de retard de phase de sommeil. Cela peut aider les personnes qui s'endorment vraiment tard la nuit voire tôt le matin puis qui dorment normalement.

Une difficulté sur les études de la mélatonine est qu'il n'y a pas de dosage standard. Certaines études suggèrent que 0,3 mg soit le dosage le plus efficace contre l'insomnie, et que des doses plus fortes (3 à 5 mg) auraient l'effet inverse et empêcheraient la personne de s'endormir. Cependant, pour les personnes non-voyantes, il faudrait des doses encore plus fortes, au moins au début du traitement.

Les fortes doses de mélatonine sont associées aux effets secondaires suivants :

- Un affaiblissement intellectuel.

- De la somnolence.

- Des sévères maux de têtes.

- Des cauchemars.

- Cela augmenterait les risques de crises chez les enfants aux troubles neurologiques.

- Les interactions avec d'autres médicaments ne sont pas bien connues.

Les alertes suivantes sont particulièrement importantes pour les personnes insomniaques :

- Les remèdes d'herbes chinoises. Des études ont montré qu'environ 30% des remèdes d'herbes chinoises importés de Chine présentent des mélanges avec d'autres puissants agents tels que la phénacétine et des stéroïdes. Il y aurait même de forts taux de métaux toxiques.

Par exemple, un remède d'herbes "naturelles" appelé le Sommeil de Bouddha a été rappelé en 1998 car il contenait des benzodiazépines, un ingrédient majeur des traitements médicamenteux contre les troubles du sommeil, et aurait des liens avec des anomalies congénitales de nouveau-nés.

- La racine de valériane. Un certain nombre d'études suggère que la valériane puisse être efficace contre l'insomnie. Dans les effets secondaires, il y a des rêves très agités. Il a été noté que des fortes doses peuvent brouiller la vision, l'excitabilité, et changer le rythme cardiaque.

- Le kava kava. Le kava kava a des effets sédatifs. L'effet secondaire le plus commun est la somnolence. Il est à noter qu'une association entre le kava kava et des insuffisances hépatiques a déjà été rapportée.

Il a aussi des interactions dangereuses avec certaines médications, incluant l'alprazolam, un anxiolytique. Et cela augmente les principes actifs de certaines drogues, incluant les médicaments pour le sommeil, l'alcool et les antidépresseurs en général.

- Le tryptophane et HTP-5. Le tryptophane est un acide aminé utilisé dans la sérotonine des neurotransmetteurs qui sert au bien-être et est associé à un sommeil reposant. Le tryptophane L a été indiqué contre l'insomnie puis retiré du marché après une détection d'un rare et fatal trouble appelé syndrome d'éosinophilie myalgique.

Vous n'avez pas à utiliser de médicaments, ni même de remèdes naturels ou chimiques pour vous aider à vaincre l'insomnie. Il y a de bonnes thérapies comportementales qui peuvent efficacement vous aider.

L'HYGIENE DU SOMMEIL

L'hygiène du sommeil se réfère aux habitudes de sommeil et aux conditions qui promeuvent le sommeil par opposition aux habitudes comme les boissons alcoolisées ou la caféine dans l'après-midi, ce qui provoque des difficultés à trouver un bon sommeil reposant.

L'hygiène du sommeil devrait être votre première ligne d'attaque contre l'insomnie, et est souvent utilisé conjointement avec un contrôle de stimulus et une thérapie cognitive et comportementale (que nous aborderons dans un prochain chapitre).

Vérifiez vos habitudes et faites des changements de routine pour voir si votre comportement et votre environnement peuvent améliorer votre sommeil.

Voici quelques astuces pour un sommeil efficace :

- Établissez une heure régulière pour aller vous coucher et pour vous lever le matin et tenez-vous y pendant les week-ends et les vacances.

- Utilisez le lit pour dormir et les relations intimes uniquement, pas pour lire, ni regarder la télévision ou travailler. Un temps excessif au lit tend à fragmenter votre sommeil.

- Évitez les siestes, particulièrement l'après-midi.

- L'exercice avant le dîner. Il faut quelques heures après une activité sportive pour retrouver un point d'énergie assez bas et vous endormir facilement. L'exercice avant le coucher tend à augmenter votre niveau d'alerte et donc à réduire l'endormissement.

- Prendre un bain chaud deux heures avant de vous coucher. Cela altère la température du corps et peut vous aider à vous endormir plus facilement et de façon plus continue. Cependant, prendre un bain juste avant de vous coucher augmente votre niveau de vigilance, c'est donc à éviter.

- Faire quelque chose de relaxant une demi-heure avant le coucher. Lire, méditer, ou petite promenade digestive sont des activités appropriées.

- Gardez la chambre relativement fraîche (inférieure à 19°C) et bien ventilée.

- Ne regardez pas l'heure une fois au lit. Cela est obsédant et ne rendra que plus difficile l'endormissement.

- Dînez léger et à heure régulière, de préférence 4 à 5 heures avant le coucher.

- Passez au moins une demi-heure au soleil chaque jour. Le mieux est de le faire en matinée. (Prenez vos précautions par rapport aux dommages que puissent causer les rayons du soleil avec des lunettes, des vêtements appropriés voire de la crème solaire.)

- Évitez de trop boire juste avant le coucher afin d'éviter de vous lever pour aller uriner.

- Évitez la caféine et autres stimulants dans les heures qui précèdent le coucher. Une recommandation générale est de ne pas consommer quelques choses qui peut perturber le sommeil au moins six heures avant le coucher.

- Ne buvez pas d'alcool avant d'aller au lit.

- Si vous êtes toujours éveillé après 15 à 20 minutes, allez dans une autre pièce pour lire ou faire une activité calme avec une lumière tamisée jusqu'à vous sentir prêt à vous coucher. (Ne regardez pas la télévision ou un écran en règle générale - ordinateur, tablette, smartphone - et n'utilisez pas de lumière vive.)

- Accordez-vous un instant calme avant d'aller vous coucher. Une ou deux heures avant de vous coucher, retirez-vous pour vous relaxer et méditer.

- Si vous êtes dérangé par votre partenaire de chambre, allez dormir dans une autre pièce au moins quelques nuits pour vous aider à trouver un sommeil régulier.

- Si vous ne pouvez pas dormir, ne restez pas au lit. Levez-vous, allez dans une autre pièce, et ne revenez que lorsque vous serez fatigué.

L'hygiène du sommeil est simplement des

techniques comportementales que vous pouvez utiliser pour améliorer votre sommeil et éviter l'insomnie.

LA GESTION DU STRESS ET LA RELAXATION

Apprendre à être physiquement et mentalement relaxé avant d'aller au lit va vous aider à vous endormir plus rapidement. De plus, beaucoup de techniques de relaxation peuvent être utilisées lorsque vous vous réveillez la nuit et que vous souhaitez vous rendormir.

Calmer votre esprit et votre corps n'est pas quelque chose qui peut être obtenu instantanément, donc vous devez essayer de vous calmer au moins une heure avant d'aller au lit. Certaines personnes trouvent que lire un livre, prendre un bain, jouer au solitaire ou jouer au puzzle ou encore faire des mots-croisés sont de bons moyens de se calmer suite aux activités de la journée.

Vous devriez essayer une ou plusieurs des activités suivantes :

- **Relaxation musculaire progressive** (RMP) : La RMP est une série d'exercices que vous pouvez utiliser pour réduire votre anxiété et votre stress avant d'aller au lit. La RMP est un processus en deux étapes où vous commencez à contracter certains groupes de muscles puis vous les relâchez. Au fur à mesure du processus, vous devriez vous concentrer sur l'active tension puis relâchement des muscles, aidant à relaxer votre esprit et votre corps.

La procédure prend un peu de temps à apprendre, mais une fois apprise, vous pouvez pratiquer une version plus courte des exercices. Quand vous pratiquez la RMP pour vous aider à vous endormir, vous devriez prévoir de vous endormir avant d'avoir fini tous les exercices.

Un prochain chapitre est consacré à vous apprendre la RMP !

- La respiration diaphragmatique : Apprendre à respirer lentement et profondément depuis votre ventre ou diaphragme est un bon moyen de se calmer. Pour pratiquer la respiration ventrale, mettez une main sur votre estomac et prenez de lentes respirations, en laissant votre estomac se gonfler au fur et à mesure que vous inspirez. Lors de l'expiration, relâchez votre buste et vos épaules. Concentrez-vous sur votre respiration afin de relaxer votre esprit et votre corps.

- La relaxation par visualisation : Pratiquer la visualisation signifie choisir une pensée calme et agréable sur laquelle vous concentrer, vous permettant ainsi de cesser de penser à d'autres choses ou à votre liste de choses à faire. Les pensées de visualisation sont différentes pour chaque personne, et vous pouvez choisir de penser à des choses qui sont particulièrement agréables pour vous. Cela peut être une marche dans la montagne, faire du canoë dans un lac, nager, caresser votre chien, etc... Tant que ces images n'excitent pas votre cerveau, cela doit fonctionner.

Vous devriez aussi choisir de vous focaliser sur quelque chose d'assez répétitif pour vous relaxer.

- **La gestion du stress** : Si vous apprenez à affronter le stress plus efficacement avec la méditation, vous devriez être capable de vous endormir plus facilement. Essayez les suggestions suivantes pour vous aider à réduire le stress :

- Changez ou résolvez les choses qui causent votre stress quand c'est possible.

- Acceptez les situations que vous ne pouvez pas changer.

- Gardez votre esprit et votre corps relâchés tant que vous pouvez tout au long de la journée.

- Donnez-vous assez de temps dans la journée pour faire les choses que vous devez faire, y compris manger !

- Ne vous en demandez pas trop et évitez les attentes irréalistes.

- Vivez dans l'instant présent, sans vous inquiéter

ni du passé, ni du futur.

- Parlez à votre partenaire si vous avez des difficultés dans votre relation.

- Ayez des activités relaxantes, non compétitives, que vous pratiquez juste pour le plaisir.

- Accordez-vous un moment de calme pour vous-même chaque jour.

- Pratiquez une technique de relaxation ou un exercice de respiration régulièrement.

- **La gestion de la colère** : La colère (ou la frustration) n'est pas favorable à l'endormissement. Elle préoccupe trop votre esprit et vous tend plutôt que de vous détendre. Ce qui n'est pas bon pour bien dormir.

Quelques astuces permettent de s'en affranchir :

- Des exercices quotidiens de relaxation peuvent vous aider gérer la colère et la frustration au même titre que l'anxiété.

- Pensez aux causes de votre colère. Si vous ne pouvez rien faire pour la résoudre, alors passez à autre chose. Si vous pouvez la résoudre, alors faites-le.

- Développez une méthode pour déjouer votre colère en fin de journée. Par exemple, vous pourriez écrire dans un journal intime tout ce qui vous contrarie, ou parlez à un ami proche. Une fois que vous vous êtes débarrassé de votre colère, passez à autre chose.

- **Des mondes ou jeux imaginaires** : Pour certaines personnes, jouer à des jeux mentaux au moment d'aller se coucher n'aide en rien à s'endormir. Pour d'autres personnes, le fait d'engager leur esprit dans une chose sans importance est un moyen de libérer leur attention de tous les tracas du quotidien. Vous pouvez essayer ceux-ci :

- Épelez de longs mots ou phrases à l'envers.

- Pensez à un poème ou une chanson et comptez le nombre de 'a' ou 'b' qu'il y a dedans.

- Pour chaque lettre de l'alphabet, trouvez un mot de quatre lettres commençant par cette lettre.

- Récitez un poème.

- Rappelez-vous en détail votre peinture favorite ou un morceau de musique ou une place d'une ville.

Les stratégies d'auto soutien sont normalement efficaces et non-addictives. Utilisez ces alternatives aux médications en tout genre est bien moins cher, à moins d'effets secondaires, et peuvent apporter une guérison plus stable, en particuliers si c'est conjugué à une thérapie comportementale.

Considérez aussi de changer votre environnement de sommeil. Changez de matelas si le vôtre est trop abîmé. Ou changez l'orientation de votre lit dans la chambre. Soyez sûr que votre chambre est propre, bien rangée, et qu'elle n'est ni trop froide, ni trop chaude.

Si la lumière vous gêne, utilisez des rideaux plus épais, ou un masque pour les yeux. Si vous préférez avoir une légère lumière, utilisez des rideaux plus fins ou procurez-vous une veilleuse pour la nuit.

Une cause fréquente de difficulté d'endormissement est le bruit. Utilisez des bouchons pour les oreilles si le bruit vous gêne. Changez votre attitude à l'égard du bruit aussi. Certaines personnes arrivent à s'endormir malgré un fort niveau de bruit. Si elles y arrivent, c'est parce qu'elles savent ne pas écouter le bruit et ne pas y accorder d'importance.

Vous pouvez aussi utiliser une musique ou des sons relaxants pour vous aider à vous calmer.

Vous devriez aussi vous renseigner sur l'hypnose contre les problèmes d'endormissement. L'auto-hypnose est particulièrement efficace. Cela peut être fait de différentes manières. De plus, cela peut être très relaxant pour un investissement très faible.

La recherche suggère que les personnes souffrant d'insomnie tendent à être moins confiantes et à avoir un niveau d'estime de soi plus faible que les autres. Par conséquent, tout ce que vous pouvez faire pour améliorer votre confiance en vous et votre amour propre peut vous aider à vous endormir plus facilement. Il y a beaucoup de livres disponibles sur ces thèmes là, à moins que vous préfériez consulter.

Une autre façon d'alléger l'insomnie est la pratique de la thérapie cognitive et comportementale. Cela fonctionne sur les animaux et les humains, après tout, nous sommes des animaux aussi.

LA THERAPIE COGNITIVE ET COMPORTEMENTALE

La thérapie cognitive et comportementale peut aider les personnes qui ont une mauvaise conception du sommeil ou de l'endormissement. Elle procède en apprenant des comportements plus positifs à l'égard du sommeil. La thérapie consiste à parler avec un thérapeute (seul ou en groupe) pour adresser vos croyances, hypothèses et comportements à l'égard du sommeil, et est souvent utilisée en conjonction avec un contrôle de stimulus, des restrictions de sommeil, et une bonne hygiène de sommeil. Plusieurs études ont montré que la thérapie cognitive et comportementale est une façon efficace de traiter l'insomnie et que la thérapie peut réduire le nombre de médications long terme prises contre l'insomnie.

La thérapie cognitive et comportementale s'adresse aux croyances des personnes à propos du sommeil et aide à remplacer les comportements négatifs par des comportements positifs.

TROUVEZ RAPIDEMENT UN SOMMEIL REPOSANT

L'importance des pensées à propos du sommeil est souvent sous-estimée. Les problèmes de sommeil commençant par des épisodes isolés peuvent devenir chroniques à cause d'emprise mentale.

La façon de concevoir le sommeil peut jouer un rôle important sur vos facultés à vous endormir. Pour cette raison, une part essentiel du traitement devrait identifier les pensées sur le sommeil rendant difficiles l'endormissement, afin de les remplacer par des pensées plus accommodantes.

Une technique pour examiner les pensées est de traiter les pensées avec des hypothèses scientifiques. Vous devriez avoir certaines croyances sur le sommeil depuis longtemps. Dorénavant, vous devrez considérer des croyances alternatives et trouver quelles croyances peuvent au mieux vous aider à retrouver le sommeil.

En observant vos pensées sur le sommeil, vous noterez certainement deux choses :

1- Plus il est important d'avoir une bonne nuit de sommeil, et plus vous avez du mal à trouver le sommeil. Le fait de croire qu'une pauvre nuit de sommeil est un désastre pour vos performances du lendemain ne fera qu'augmenter l'anxiété à propos de votre sommeil. Essayer de trouver des raisons qui justifient que le sommeil n'est pas le facteur le plus influent sur les épreuves que vous aurez à surmonter le lendemain. Au pire, vous serez un peu fatigué, mais si vous vous êtes préparé par ailleurs à ce qui vous attend, il n'y a aucune raison de tout miser sur cette nuit de sommeil.

2- Plus vous essayez de contrôler le sommeil, moins vous dormirez. Dormir est une réponse naturelle du corps. Vous dire que vous devez dormir et essayer de vous forcer ajoute simplement une pression supplémentaire rendant votre sommeil plus difficile encore à trouver. Concentrez-vous sur ce que vous pouvez contrôler (les habitudes de sommeil, l'heure à laquelle vous vous couchez) et laissez aller ce que vous ne pouvez pas contrôler devrait vous permettre de vous endormir plus facilement et rester endormi.

Maintenant que vous faites attention à vos pensées sur le sommeil et que vous avez considérez des alternatives, l'étape suivante est de pratiquer ces nouvelles pensées. Cela va vous demander quelques efforts pour remplacer les anciennes croyances que vous aviez car ces anciennes idées viennent généralement automatiquement et on n'est pas habitué à y prendre garde.

Planifier chaque jour un instant pour examiner vos pensées à propos du sommeil vous sera bénéfique. Il est important de faire cela de manière régulière car vous constaterez que vos anciennes idées refont surface et reprennent facilement leur place si on n'y prend pas garde.

Comme toutes nouvelles compétences, il est important de pratiquer. Lorsque vous serez plus compétent dans cette pratique, vous verrez que ce sera très utile pour améliorer votre relation au sommeil, de même que toutes autres difficultés que vous traiterez de cette manière.

Nous vous recommandons fortement la relaxation musculaire progressive (RMP) non pas seulement pour combattre l'insomnie, mais aussi pour combattre le stress. Voici comment faire.

LA RELAXATION MUSCULAIRE PROGRESSIVE

Une des techniques de relaxation la plus simple et facile est la relaxation musculaire progressive (RMP), largement utilisée aujourd'hui, et originellement développée en 1939.

La RMP apprend à relâcher vos muscles à travers deux étapes. Premièrement, vous contractez volontairement plusieurs groupes de muscles, puis vous arrêtez de contracter et notez comment vos muscles se détendent ensuite.

En pratiquant régulièrement, vous apprendrez vite à reconnaître et distinguer les sensations associées à la tension d'un muscle puis à sa détente. Avec ce simple savoir, vous pouvez atteindre une certaine relaxation physique dès les premiers signes d'anxiété. Et avec la relaxation physique, vient la relaxation mentale vers le calme, dans toutes les situations.

Avant de pratiquer la RMP, vous devriez consulter votre médecin si vous avez un historique de blessure, ou des spasmes musculaires, des problèmes de dos, car la tension délibérée d'un muscle peut aggraver toutes situations problématiques existantes. Si vous continuez la procédure sans consulter, vous le faites en connaissance de cause.

Il y a deux étapes : (a) contraction volontaire de groupes de muscles, et (b) relâchement de la tension induite. Ces deux étapes vont être décrites après vous avoir présenté les groupes de muscles.

Après avoir appris la RMP, vous pourrez passer 10 minutes par jour à pratiquer la forme réduite de l'exercice.

Finalement, vous saurez quelque chose qui deviendra sûrement une part indispensable de votre vie quotidienne.

Il est recommandé de pratiquer la RMP complète deux fois par jour pendant une semaine avant de passer à la version plus courte. Bien sûr, le temps nécessaire à l'apprentissage de la version complète varie d'une personne à l'autre.

Voici quelques suggestions pour la pratique :

- Pratiquez toujours la RMP complète dans un endroit calme, tout du moins, sans distraction telle que la télévision ou le téléphone. Il n'est pas conseillé non plus d'avoir de la musique à l'arrière plan.

- Retirez vos chaussures et portez des vêtements

légers.

- Ne mangez pas, ni fumez ou buvez juste avant la pratique de la RMP. Il est mieux de la pratiquer avant les repas pour éviter les problèmes de digestion.

- Ne pratiquez jamais sous l'influence de certaines substances intoxicantes.

- Asseyez-vous sur une chaise confortable ou allongez-vous sur le lit.

- Prévoyez de vous endormir avant la fin du cycle si vous le faites sur un lit.

- Si vous la pratiquez juste pour vous relaxer plutôt que vous endormir, après l'avoir fait, restez avec les yeux fermés pendant quelques secondes puis relevez-vous doucement. Si vous vous relevez trop rapidement, vous provoquerez une légère dépression soudaine dans la circulation sanguine, pouvant provoquer un léger tournis.

Certaines personnes aiment décompter de 5 à 1 pour ralentir, respirer profondément, et dire "Yeux ouverts, super calme, très alerte."

Vous allez travailler avec les groupes de muscles majeurs de votre corps, mais vous démarrerez toujours des pieds jusqu'au haut du corps. Voici la séquence la plus recommandée :

- Pied droit
- Bas de jambe et pied droit
- Toute la jambe droite

- Pied gauche
- Bas de jambe et pied gauche
- Toute la jambe gauche
- Main droite
- Avant bras et main droit
- Tout le bras droit
- Main gauche
- Avant bras et main gauche
- Tout le bras gauche
- Abdomen
- Buste
- Cou et épaules
- Visage

Si vous êtes gaucher, commencez par le côté gauche.

Voici comment procéder :

Étape une : *La contraction.* Le processus d'application de la tension aux muscles est essentiellement le même pour tous les groupes de muscles. Premièrement, concentrez-vous sur le groupe de muscles; par exemple, la main droite. Puis inspirez et contractez simplement ces muscles le plus fort que vous pouvez pendant environ 8 secondes; dans notre exemple, vous allez serrer très fort le point de la main droite.

Les débutants font généralement l'erreur de

contracter aussi les muscles d'autres groupes que celui désiré. Dans l'exemple, ça serait de contracter aussi l'avant bras ou tout le bras et pas seulement les muscles de la main droite. Avec la pratique, vous apprendrez à faire une discrimination précise de vos muscles; pour le moment, faites simplement de votre mieux.

Il peut être très frustrant pour un débutant d'essayer de bien sentir ces groupes de muscles séparément. Parce que la négligence du corps est malheureusement trop fréquente dans nos cultures, il est fréquent d'avoir au début des difficultés à bien ressentir la mécanique de notre corps.

Prendre conscience que cette discrimination musculaire est une part importante de l'efficacité de la méthode. Il ne s'agit pas de juste contracter et relâcher les muscles, il faut aussi savoir faire preuve de discernement.

Relâchez et réalisez qu'il n'y a pas de partie de votre corps qui soit isolée. Les muscles de la main, dans notre exemple, sont connectés à l'avant-bras, donc quand vous tendrez la main, il y aura une tension induite dans votre avant-bras.

Quand la RMP demande de contracter la main mais pas l'avant-bras, c'est vraiment à destination des débutants qui auront naturellement tendance à contracter plus que le groupe de muscles visé. Si vous acceptez l'idée que vous êtes encore débutant, vous allez progressivement découvrir chaque groupe musculaire indépendamment les uns des autres.

Il est très important de vraiment ressentir la tension. Fait correctement, la contraction va causer un tremblement des muscles, et cela provoquera quelques douleurs.

Soyez prudent, ne vous blessez pas, c'est à comparer à une douleur légère. La contraction des muscles dans vos pieds et votre dos peut provoquer de sérieux problèmes si ce n'est pas fait prudemment, donc soyez prudent.

Étape deux : ***Relâchement de la tension***. C'est la meilleure partie parce que c'est là que se produit la détente. Après 8 secondes, relâchez soudainement les muscles et laissez aller. Laissez aller toute la rigueur et la douleur sortir de vos muscles en même temps que vous expirez.

Vous pouvez imaginer la tension et la douleur s'échapper de vos muscles de la main à travers vos bouts de doigt au fur et à mesure que vous expirez. Sentez vos muscles se décontracter et devenir libres et mous, la tension s'en allant telle de l'eau qui coule du robinet. Concentrez-vous là-dessus et notez la différence entre la tension et la décontraction.

Ce qui est important ici est de vraiment se concentrer sur la tension qui s'évade. Faites-le vraiment délibérément car vous êtes en train d'essayer de distinguer chaque tension et chaque relâchement de muscle. Ce n'est pas aussi facile que ça en a l'air.

Restez détendu environ 15 secondes puis répétez le cycle. Vous découvrirez certainement plus de sensations au deuxième essai.

Une fois que vous avez localisé les groupes de muscles et compris la procédure de contraction-relâchement, vous êtes prêt pour démarrer la pratique de la RMP complète. Suivez simplement la liste des groupes de muscles dans la séquence donnée ci-dessus, et travaillez sur tout votre corps. Pratiquez deux fois par jour pendant une semaine. Voire un peu plus, si cela vous semble nécessaire, jusqu'à ce que vous développiez un sens profond de la détente physique. Après seulement, vous pourrez passer à la version courte de la RMP.

Dans la version courte, vous travaillerez avec des ensembles de groupes de muscles plutôt que le groupe seul. Nous développerons aussi la relaxation commandée.

Voici les quatre ensembles de groupes de muscles :

- Les membres inférieurs.
- L'abdomen et le buste.
- Les bras, épaules et cou.
- Le visage.

Plutôt que de vous concentrer simplement sur le

groupe de muscle, concentrez-vous sur un ensemble cohérent.

La relaxation commandée : Utilisez la procédure complète de RMP mais en travaillant sur des ensembles de groupes de muscles. De plus, concentrez-vous sur la respiration pendant la contraction et la décontraction musculaire.

Inspirez calmement en même temps de contracter et maintenir la tension. Puis, quand vous laisserez s'échapper la tension, dites un mot pour vous-même (décrit plus bas). Cela va vous aider à associer ce mot à la production d'un état de relaxation.

Beaucoup de personnes trouvent que cela peut ne pas être uniquement un mot, mais aussi une expression, telle qu'un mantra. Cela peut être encore plus utile suivant les situations. Voici quelques suggestions :
- Relax.
- Laisse aller.
- Tout va bien.
- Reste calme.
- Tout passe.

Initialement, vous devriez pratiquer la version courte de la RMP dans les mêmes conditions que la version longue. Après une semaine à pratiquer deux fois par jour, vous devriez avoir assez pratiqué pour le faire dans d'autres conditions voire avec une distraction telle que de la musique. Ou vous pourriez aller vers le processus final de Profonde Relaxation Musculaire.

Une fois que vous avez appris la RMP et que vous êtes familier de la sensation de relaxation musculaire, vous pouvez alors induire une relaxation sans passer par l'étape de contraction.

Tout ce que vous avez à faire est d'utiliser votre imagination et de relâcher vos différents groupes de muscles en répétant votre mantra. Généralement, cela se fait en démarrant de la tête et en se propageant dans tout le corps. Ce processus est appelé la Profonde Relaxation Musculaire.

Et, n'importe où, n'importe quand, vous pourrez simplement pratiquer une rapide vérification de votre corps pour reconnaître une éventuelle contraction résiduelle dans certains groupes de muscles. Alors répétez votre mantra et laissez la contraction s'échapper.

Il y a d'autres approches orientées vers l'affranchissement de l'insomnie qui peuvent fonctionner aussi.

D'AUTRES ALTERNATIVES

D'autres techniques qui peuvent vous aider à améliorer vos habitudes de sommeil sont le contrôle de stimulus, l'intention paradoxale et la restriction de sommeil. Ces trois techniques concernent vos habitudes et votre conception du sommeil. En dormant mieux, vous allez créer des associations positives basées sur vos nouvelles habitudes.

- Contrôle de stimulus

Le contrôle de stimulus dérive de l'idée qu'une personne avec une insomnie chronique peut associer l'heure du coucher et la chambre comme étant des endroits où il est difficile de dormir. La technique limite le temps passé dans la chambre pour des activités de non sommeil pour ré-entraîner le cerveau à associer l'heure du coucher et la chambre à un bon sommeil plutôt qu'à l'éveil. Le guide de contrôle de stimulus est ainsi fait :

- Allez au lit uniquement lorsque vous êtes fatigué.

- Ne lisez pas, ni ne regardez la télévision, ni mangez ou quoique soit d'autre dans la chambre.

- Si vous n'êtes pas endormi en 15 minutes, quittez la chambre et ni retournez que lorsque vous serez plus fatigué.

- Si vous êtes réveillé plus de 15 minutes la nuit, quittez la chambre.

- Ayez une durée d'éveil conséquente chaque jour, peu importe le nombre d'heures que vous avez dormi la nuit précédente.

- Évitez les siestes.

- L'intention paradoxale

L'intention paradoxale est une approche psychologique basée sur le fait de faire l'inverse du résultat espéré, en le poussant à l'extrême. Certaines personnes insomniaques continuent d'être insomniaques simplement parce qu'elles redoutent de ne pas pouvoir s'endormir.

L'intention paradoxale se concentre sur la confrontation et élimine la peur qui vous empêche de dormir. Cette approche est utilisée pour d'autres peurs aussi.

Plutôt que d'essayer de dormir, et de ne pas y arriver, essayez de rester éveillé, et faites autre chose que d'aller au lit. Tournez votre attention vers quelque chose d'autre supprime la peur de ne pouvoir dormir, et vous permet ainsi de vous détendre, et peut-être d'aller au lit en étant détendu.

- **La restriction de sommeil**

La restriction de sommeil est basée sur l'idée qu'une personne a besoin d'une certaine quantité de sommeil et souvent, une personne insomniaque reste au lit en se disant qu'elle a besoin de plus de sommeil, ce qui augmente la frustration et le trouble du sommeil. La restriction de sommeil consiste à réduire le temps qu'une personne insomniaque passe au lit lorsqu'elle ne dort pas.

La pratique de la restriction de sommeil nécessite que vous déterminiez votre temps de sommeil moyen en gardant un journal de vos habitudes de sommeil pendant deux semaines. Si vous dormez habituellement 6 heures par nuit mais que vous passez 8 heures dans votre lit par nuit, alors la restriction de sommeil consiste à ne rester au lit que 6 heures ou 6 heures et demie tout au plus.

Au début, vous ne vous endormirez pas tout le temps, mais graduellement, le temps passé à dormir va augmenter. Si vous continuez à avoir des troubles du sommeil, le temps passé au lit doit être encore plus restrictif pour encourager votre corps à s'endormir dès qu'il le peut une fois au lit. Le temps passé au lit est ensuite ajusté en fonction de votre besoin en sommeil.

Par ailleurs, il y a la thérapie par la lumière.

Revisitons le rythme circadien et voyons comment
la lumière peut affecter ce rythme dans le but de
vous aider.

LA GUERISON PAR LA LUMIERE

Le rythme circadien est plus une fonction de jour et nuit qu'une fonction de la durée d'une journée (24h). Une lumière forte peut déjouer la somnolence, et l'obscurité peut provoquer l'endormissement de jour comme de nuit. La thérapie par la lumière est un traitement utilisé pour les personnes qui souffrent de troubles du rythme circadien. Votre corps a une horloge interne qui lui indique quand il est temps d'aller dormir et quand il est temps de se lever.

Cette horloge est située dans le cerveau dans une zone reliée aux yeux par des nerfs. Cette horloge contrôle le rythme circadien de votre corps. Ce rythme inclus la température du corps, le niveau de vigilance et le cycle quotidien d'un grand nombre d'hormones.

Le mot "circadien" signifie que c'est un cycle d'environ 24 heures. Ce rythme circadien vous rend endormi et alerte de manière régulière chaque jour. Certaines personnes ont un rythme troublé. Cela cause que leurs heures de sommeil apparaissent alors qu'il faut aller au travail ou à l'école.

Parmi d'autres facteurs, cette horloge est calée sur l'exposition à la lumière du soleil. L'exposition à une forte lumière est une méthode utilisée pour recaler le rythme circadien.

La thérapie par la lumière est seulement une partie d'un traitement plus global qui devrait être guidé par un docteur familier des troubles du sommeil.

L'utilisation de lumière spéciale peut aider.

La procédure est non invasive est simple. Le patient s'assoit quelque 20 centimètres devant une lumière forte (plus de 4000 lux) pendant environ 30 minutes chaque jour. Les personnes suivantes devraient bénéficier de ce genre de traitement :

- Les travailleurs de nuit. La thérapie de la lumière devrait être maximisée pendant l'heure de travail et réduite le jour pour dormir.

- Les voyageurs fréquents. La thérapie de la lumière leur permet de se recaler sur leur nouveau fuseau horaire.

- Les personnes au syndrome de retard de phase de sommeil.

Tout le monde devrait consulter avant d'utiliser cette thérapie. Les personnes suivantes devraient éviter cette méthode à moins d'être suivies par un médecin :

- Les personnes aux yeux sensibles.

- Les personnes prenant des médicaments augmentant la sensibilité à la lumière.

- Les personnes avec un trouble bipolaire.

La durée de la thérapie dépend du type d'insomnie et des heures de sommeil de la personne. Par exemple, pour ceux qui n'arrivent pas à se coucher le soir, ils devraient faire le traitement le matin au levé. Et pour ceux qui se lèvent trop tôt, ils devraient le faire en début d'après-midi. Certaines personnes sont très peu sensibles à cette thérapie.

Cela peut très bien se faire à la maison de façon autonome.

Il n'y a pas d'effet secondaire majeur connu. Certains patients ont rapporté des gênes mineures comme l'irritation des yeux ou des sécheresses oculaires, des maux de têtes, la nausée, et une sécheresse de la peau. Pour réduire ces effets mineurs, il est conseillé de commencer doucement, et après consultation du médecin.

Notre dernier chapitre va s'intéresser aux troubles du sommeil chez les enfants, un problème qui est très courant.

LES TROUBLES DU SOMMEIL CHEZ LES ENFANTS

Beaucoup d'enfants ont des problèmes de sommeil à un moment de leur enfance. Il n'y a rien de plus frustrant pour les parents que de voir leur enfant ne pas vouloir aller au lit ou ne pas dormir lorsqu'il devrait. Voyons ce qu'on peut faire pour cela.

Le trouble le plus commun chez les enfants ou les tout-petits est l'endormissement, ce qui provoque aussi la difficulté pour les parents de s'endormir.

Les enfants qui ont ce problème ne dorment tout simplement pas. Les parents décrivent souvent que leur enfant insiste pour être dorloté ou avoir un parent allongé avec lui jusqu'à ce qu'il s'endorme. Les parents sont souvent inconscients qu'en faisant cela ils créent une mauvaise habitude qui entretiendra les difficultés.

Le problème arrive alors que l'enfant se réveille complètement lorsque le parent ou la condition qui lui a permis de s'endormir n'est plus là. L'enfant a appris à se confier au parent pour s'endormir et peut manquer d'auto-rassurance nécessaire pour réussir à se rendormir par lui-même. L'association à l'endormissement est le trouble qui conduit au plus d'agitation nocturne pour l'enfant et pour les parents.

Surpasser cette association implique deux éléments critiques. Premièrement, vous devez comprendre l'horloge interne de votre enfant sur ses durées de sommeil et l'heure de réveil privilégiée. Il peut être utile de noter cela dans un journal pour aider à comprendre.

Puis, vous devez entreprendre une période d'entraînement où l'enfant apprend à s'endormir par lui-même. Faire cette transition demande aux parents de mettre l'enfant au lit lorsqu'il est fatigué mais encore éveillé. En d'autres termes, à un moment qui coïncide avec l'endormissement naturel de votre enfant plutôt qu'à une heure arbitraire.

Même lorsque le moment est optimal, la plupart des enfants protestent car leur habitude de coucher est changée. Les parents varient dans leur habileté ou empressement lorsque leur enfant de pleure pendant de brefs intervalles lors de cette période d'entraînement. Simplement laisser l'enfant pleurer seul au moment de dormir est non nécessaire et peut être nuisible, particulièrement pour les bébés qui souffrent d'anxiété de la séparation la journée.

Essayez aussi d'utiliser une méthode d'intervention à délai. Cela fonctionne seulement avec les enfants de plus de dix mois. Cette méthode augmente graduellement le temps d'écart des parents de leur enfant qui pleure au lit, de quelques secondes à 2 minutes sur la première nuit dépendant du niveau de confort, puis à 5 minutes sur les nuits suivantes. Quand il retourne dans la chambre après chaque écart, il est conseillé que le parent rassure leur enfant par-dessus le lit, sans le prendre dans ses bras ni allumer la lumière.

Parler calmement, à voix douce, peut aider à calmer l'enfant comme le parent. Après avoir rassuré le bébé pendant une minute ou deux (par exemple : "Je suis là avec toi, tout va bien, endors-toi mon bébé."), le parent doit sortir à nouveau de la chambre alors que l'enfant peut encore pleurer. Beaucoup de parents trouvent utiles d'avoir une montre dans la main pour aider à se tenir aux durées préconisées, parce qu'entendre son bébé pleurer une minute peut paraître une éternité à beaucoup de parents.

Le but est d'apporter du confort et de l'assurance pour encourager le bébé à s'endormir de lui-même; et pour que les choses soient claires, en gardant une limite à la location du lit de bébé, assumant de ne pas dormir dans la même chambre que les parents.

Pour beaucoup de cultures au monde, y compris beaucoup de familles dans les pays développés, les parents partageant leur lit avec leur enfant est la norme, ou un choix tout à fait personnel. Cependant, il faut faire attention au bébé, et à ce qu'il ait bien sa place.

Les en-cas et collation de nuit, à l'exception de l'eau, doivent être évités parce qu'ils entretiennent l'excitation et peuvent être mauvais pour les dents.

Durant l'enfance, les besoins minimaux en sommeil, l'anxiété d'endormissement et l'apnée obstructive sont des troubles fréquents. Dans ces cas, garder un compte-rendu des nuits peut être très utile à un médecin si les problèmes persistent.

En cas de problèmes d'endormissement causés par l'anxiété, les médecins s'informent sur les plaintes diurnes, les peurs ou inquiétudes qui peuvent suggérer un trouble psychologique plus profond nécessitant l'aide d'un professionnel spécialisé.

L'exposition à des événements médiatiques effrayants ou des événements marquants dans la vie de l'enfant tels qu'un décès ou l'arrivée d'un frère ou d'une sœur peut affecter les capacités d'endormissement. Parfois, sont constatés des facteurs plus délicats tels que des abus sexuels ou des violences familiales.

Une cause simple mais courante des difficultés d'endormissement peut être des ruminations de problèmes du quotidien de l'enfant. Cela peut facilement se résoudre avec un surplus d'attention et des conversations avec les parents avant l'heure du coucher.

Parfois, une thérapie cognitive et comportementale peut être envisagée pour un enfant particulièrement anxieux.

Dans les cas difficiles et persistants, une médication au benzodiazépine d'action court terme pendant un à trois mois peut être indiquée, seulement sous prescription d'un professionnel de santé.

L'apnée obstructive se retrouve dans 3% des jeunes enfants. Les parents se plaignent souvent que leur enfant ronfle quelle que soit la position de sommeil, peut-être plus encore lorsqu'il est sur le dos. Les parents devraient aussi observer des suffocations ou halètements dans le ronflement.

L'enfant devrait avoir une position du cou en hyper extension pendant le sommeil. Les fragmentations du sommeil causées par l'apnée devraient engendrer des somnolences diurnes, voire un endormissement à l'école ou devant la télévision.

Alternativement, l'enfant devrait indiquer des changements de comportement la journée tels que de l'hyperactivité, être facilement distrait et des sautes d'humeur.

Souvent, les causes de l'apnée du sommeil chez l'enfant sont une inflammation des amygdales ou adénoïdes. Elles peuvent être retirées par une opération assez simple et procurer la guérison.

Les troubles du sommeil chez les adolescents sont couramment le syndrome de sommeil à retard de phase et la narcolepsie.

Le syndrome du sommeil à retard de phase est pratiquement considéré comme normal chez les adolescents. Ils décrivent souvent un fort éveil tard le soir, et peuvent se coucher facilement à 3 ou 4 heures du matin.

Quand ils parviennent à se traîner jusqu'à l'école, leurs performances sont alors médiocres, et ils peuvent s'endormir durant les cours du matin. Par conséquent, ces personnes présentent souvent des difficultés scolaires et de l'absentéisme ou des retards. La dette de sommeil s'accumule le week-end lorsqu'ils font de longues grasses matinées, perturbant un peu plus encore leur rythme circadien.

Soigner un sommeil à retard de phase est assez difficile. Cela consiste à se lever 15 minutes plus tôt chaque jour jusqu'à une heure visée. À cette procédure, on peut ajouter une forte exposition lumineuse le matin (supérieure à 2500 lux).
D'autres mesures consistent à réduire l'exposition lumineuse le soir et même en fin d'après-midi, voire la prise d'un léger sédatif en soirée. Une adhésion stricte au nouveau rythme établi, y compris le week-end et pendant les vacances, est nécessaire pour

éviter les rechutes.

CONCLUSION

L'insomnie est un problème fréquent, spécialement chez les individus souffrants ou malades. L'insomnie est associée à un grand nombre de problèmes de santé, fragilise le système immunitaire, augmente l'irritabilité, les difficultés de concentration et la prise de poids.

Heureusement, il y a beaucoup de traitements efficaces. Certains emploient la médication, tandis que d'autres utilisent une variété de techniques à faire de manière autonome. Les recherches récentes ont montré que l'auto-guérison peut dans certains cas fonctionner mieux que les médications.

Après avoir subit de nombreuses situations stressantes dans la journée, vous êtes pressé de rentrer à la maison et de vous reposer. Mais une fois au lit, vous tombez face à la difficulté de vous endormir. Frustré, vous vous agitez plus d'une heure, pour enfin tomber dans un sommeil peu reposant. Le matin vous êtes alors plus fatigué que la veille.

Comme toutes les fonctions vitales, dormir est un programme naturel et inné, ce qui signifie qu'il peut être retrouvé efficacement par des moyens naturels. L'insomnie est comme un programme qui s'active lorsque vous êtes anxieux ou fatigué, et avec des changements mineurs, un sommeil naturel peut la remplacer relativement facilement.

Le sommeil est un des besoins les plus basiques, naturels et instinctifs que nous possédons. Il peut être extrêmement frustrant d'être fatigué et de ne pas réussir à s'endormir.

En essayant les différentes techniques et astuces décrites dans ce livre, vous devriez déjà beaucoup plus facilement vous endormir. Si ce n'est pas le cas, il faudra alors consulter un médecin afin qu'il vous prescrive les médicaments adéquats pour retrouver de bonnes nuits reposantes.

Si vous êtes insomniaque, tous les espoirs ne sont pas perdus. Vous pouvez vaincre l'insomnie avec quelques réflexions personnelles et quelques efforts. Alors vous pourrez apprécier de retrouver un sommeil calme et vous lever en pleine forme chaque jour.

MERCI

97

Je vous remercie, chère lectrice, cher lecteur, d'avoir pris le temps de lire ce livre jusqu'ici.

Merci d'autant plus si vous voulez bien prendre deux minutes supplémentaires pour laisser un commentaire sur le site sur lequel vous vous êtes procuré ce livre, en précisant les raisons qui vous l'ont fait aimer.

Si vous pensez que ce livre pourrait servir utilement à d'autres personnes, ces dernières vous en seraient certainement reconnaissantes de leur en faire savoir l'existence. Grâce à vous, elles pourront profiter plus agréablement de la vie.

Merci.

Je vous souhaite d'excellentes nuits de sommeil.

Eric Tairin

DU MEME AUTEUR

- Troubles Bipolaires : Mieux les connaître pour mieux se débarrasser de ces souffrances, 2014.

- Côlon Irritable : Découvrez dès maintenant comment mieux profiter de la vie, 2014.

- Relations Incomprises : Découvrez l'âme des autres et exprimez votre charisme avec la gestuelle, 2014.

- Syndrome de Fatigue Chronique : Faire face et guérir au plus tôt, 2014.

Tous ces livres sont disponibles en version numérique et en version imprimée.

D'AUTEUR ASSOCIE

Livres de l'auteur associé Philippe Brioud :

- Guide pratique comment maigrir sans régime et sans sport, perdre du poids rapidement et durablement. Méthode simple et alimentation naturelle pour votre perte de poids; 2016.

- Comment atténuer ses crises d'angoisse et son anxiété puis s'en affranchir; 2013.

Quelques commentaires de lecteurs :
Note 4/5: "Livre Excellent. Bien écris .A pratiquer"
Note 5/5: "Excellent Merci pour les conseils ils sont très efficaces !"
Note 4/5: "Très bonne lecture.
Agréable à lire. Je me suis retrouvée dans les crises d angoisse décrites dans ce livre. Ce qui m à fait réaliser que je n étais pas seule à les vivre et que je pouvais m en sortir avec quelques techniques de vie pour regagner la confiance en moi qui me manquait. Je recommande ce livre simple pour une prise de conscience de ce qu est l angoisse dans nos vies. Bonne lecture à vous. Simple mais utile."

Tous ces livres sont disponibles en version imprimée et électronique.